U0216680

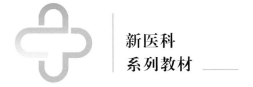

新医科
系列教材

智能医学

主　审　吕国荣

主　编　董学峰　李宏林

副主编　吴家祥　柳培忠　倪　东

厦门大学出版社　国家一级出版社
XIAMEN UNIVERSITY PRESS　全国百佳图书出版单位

图书在版编目（CIP）数据

智能医学 / 董学峰，李宏林主编. -- 厦门：厦门
大学出版社，2023.10
ISBN 978-7-5615-9139-0

Ⅰ．①智… Ⅱ．①董… ②李… Ⅲ．①人工智能-应
用-医学-研究 Ⅳ．①R-058

中国版本图书馆CIP数据核字(2023)第193573号

出 版 人　郑文礼
责任编辑　郑　丹　杨红霞
封面设计　李嘉彬
技术编辑　许克华

出版发行　厦门大学出版社
社　　　址　厦门市软件园二期望海路39号
邮政编码　361008
总　　　机　0592-2181111　0592-2181406(传真)
营销中心　0592-2184458　0592-2181365
网　　　址　http://www.xmupress.com
邮　　　箱　xmup@xmupress.com
印　　　刷　厦门市竞成印刷有限公司

开本　787 mm×1 092 mm　1/16
印张　11.75
插页　2
字数　272 千字
版次　2023 年 10 月第 1 版
印次　2023 年 10 月第 1 次印刷
定价　35.00 元

本书如有印装质量问题请直接寄承印厂调换

厦门大学出版社
微信二维码

厦门大学出版社
微博二维码

本书编审委员会

主　审　吕国荣

主　编　董学峰　李宏林

副主编　吴家祥　柳培忠　倪　东

编　委（以姓氏汉语拼音为序）

蔡枫瑜　泉州医学高等专科学校

陈培毅　泉州医学高等专科学校

陈雅芳　泉州医学高等专科学校

程亚琼　泉州医学高等专科学校

戴厚德　中国科学院海西研究院泉州装备制造研究中心

董学峰　泉州医学高等专科学校

杜永兆　华侨大学

李宏林　泉州医学高等专科学校

柳培忠　华侨大学

吕宏升　泉州医学高等专科学校

倪　东　深圳大学

吴家祥　泉州医学高等专科学校

许淑茹　漳州卫生职业学院

于丹宁　泉州医学高等专科学校

赵东升　泉州医学高等专科学校

朱宇兰　泉州医学高等专科学校

主审简介

吕国荣 福建医科大学附属第二医院影像学科带头人、主任医师、二级教授、博士生导师、泉州医学高等专科学校校长；获第四届"清海杯"黄炎培职业教育杰出校长奖；福建省职业院校名校长，中国百强名医，中国百名优秀超声专家，中国职业教育百名优秀教师，享受国务院特殊津贴专家；中国超声医学工程学会常委、介入超声分会常务副主任委员、腹部超声分会常务委员，中国医师协会超声分会常委、妇产专业副主任委员、学科建设和管理委员会副主任委员，中华医学会超声分会介入超声专业委员会委员，福建省超声医学工程学会会长；多本 SCI 杂志和 CSCD 源杂志特约审稿专家，国家自然科学基金评审专家。

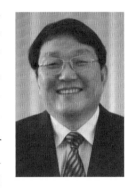

擅长胎儿颅脑和心脏畸形早期诊断及介入性超声。在国内率先开展十几项超声诊断与介入性超声新技术。承担或协作承担国家自然科学基金项目和省部基金项目共计 15 项。7 项科研课题荣获国家卫生部、省政府科技成果进步奖。1 项教育教学改革项目荣获省级教学成果奖一等奖。主编超声医学专著 16 部，参编 15 部，发表论文 500 余篇（其中 SCI 92 篇），被国内外学者引用 4000 余次。

主编简介

董学峰 副教授、泉州医学高等专科学校临床医学院院长。泉州市急诊急救学会理事,国家级临床医学教学团队成员。

主持教育部教学资源库课程1门,省级精品课程1门。主持国家级医学仿真实训基地、省级临床医学专业群及临床医学专业教学资源库等项目建设。主编《诊断学》教材1部,参编《内科学》和《内科护理学》教材;主持及参与科研课题研究12项,发表论文10篇,获国家发明专利2项。

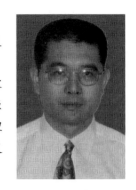

李宏林 副教授、硕士生导师。福建省党外知识分子联谊会理事,泉州医学高等专科学校计算机教师,泉州信息工程学院软件学院特聘教师。中南大学自动化专业工学学士,华侨大学计算机领域工程硕士,日本山梨大学信息科学博士。浙江大学计算机辅助设计与图形学国家重点实验室金小刚研究室2年期脱产国内访问学者,清华大学电子系多媒体信号与智能信息处理吴及实验室1年期脱产国内访问学者。研究方向为计算机视觉、智能医学与自然语言分析。承担"计算机基础""二级 MS Office 高级应用""医学计算机应用""计算机网络""人工智能导论"5门课程教学。迄今在计算机视觉和图形图像领域发表SCI文章一作3篇、二作2篇、三作2篇,以及中国科技核心期刊一作2篇和CN期刊一作4篇。参与"智能改进型病号服"专利设计,获2019巴黎国际发明展银奖(排名第三)。

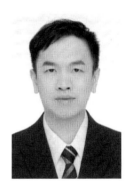

副主编简介

吴家祥　副教授、主治医师、超声医学硕士、泉州医学高等专科学校临床医学院副院长。中国超声医学工程学会超声专业青年委员会委员、福建省海峡医药卫生交流协会超声医学分会常务理事、泉州市超声医学会理事，2021 年泉州市教育系统优秀共产党员，2022 年泉州市教育系统优秀教师，主持省级科研课题 1 项，发表 SCI 及 CSCD 论文 4 篇，2018 年获福建省教学成果奖一等奖，参编国家卫生健康委员会"十三五"规划教材《超声检查技术》。全国高等医学院校医学影像技术竞赛优秀指导教师。

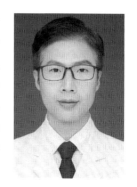

柳培忠　华侨大学教授、福建省科学技术协会委员、中国人工智能学会神经网络与计算智能专委会委员、泉州市人工智能学会创会会长。

获得福建省第三批"创新之星"（2022）、厦门市"双百计划"（2022）、福建省科技进步奖（2020,2022）、四川省科技进步奖（2021）、福建省医学科技进步奖（2021）、泉州市"港湾计划"高层次人才（第二层次）（2017）、吴文俊人工智能科技进步奖（2017）等称号或奖项；主持福建省科技重大专项（2020）及泉州市第一批科技重大专项"揭榜挂帅"项目（2021）。主要从事仿生智能计算理论研究与应用（仿真建模、多目标优化方法、医学图像分析）。发表论文 100 余篇，其中 SCI 期刊论文 60 余篇（包括 TIP、IS 等顶级期刊），国际顶级会议论文 2 篇；申请相关发明专利 50 余项（授权 7 项）；完成软件著作权 60 余项。

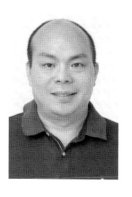

倪　东　深圳大学教授、博士生导师、医学部生物医学工程学院副院长。国际医学图像计算和计算辅助干预协会 MICCAI 理事会成员、MICCAI 2019 执行主席，国家重点研发计划首席科学家，广东省超声医学工程学会副会长，深圳市"孔雀计划"B 类人才。长期致力于医学图像计算，特别是智能医学超声方法及临床应用的研究。主持国家重点研发计划等科研项目 17 项；发表学术期刊和会议论文 178 篇，其中在医学影像人工智能领域期刊 TMI、MedIA 及会议 MICCAI 的发文量均居于我国 2000—2021 年所有学者中的前 10 位（《中国医学影像人工智能 20 年回顾和展望》，《中国图象图形学报》）；首次提出产前超声标准切面自动定位及智能质量控制这一新的研究方向，相关论文被引用次数位于国际同类论文前列；智能超声研究成果获批两项 NMPA 二类证，获深圳市科技进步奖一等奖、吴文俊人工智能发明奖（第一发明人）。

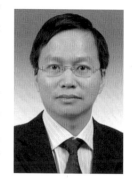

序

1934年,泉州地区医护人员极为匮乏,对护理人才的培养培训也较为稀缺。惠世医院(现福建医科大学附属第二医院)附设惠世护士学校应运而生,它便是泉州医学高等专科学校的前身,也是泉州历史上第一所中等医学专科学校。岁月如歌,初心如磐。近90载的办学历程,学校不忘"精诚惠世"初心,牢记全心全意为人民健康服务的宗旨,以人才培养为根本,以服务社会为己任,踔厉奋发,笃行不怠,为社会培养、输送了6万多名高素质技术技能型医药卫生人才。他们扎根八闽大地,为福建医疗卫生事业和人民健康做出了巨大的贡献。

脚踏实地,方能行稳致远。学校自2004年升格为大专院校以来,在国家高职教育发展的快车道中抢抓机遇,砥砺奋进,实现了一次又一次的超越:2008年,参加国家教育部高职高专院校人才水平评估,成绩名列全省前茅,获优秀等级;2009年,被确定为福建省示范性高等职业院校;2010年,被确定为国家示范性(骨干)高职院校立项建设单位;2014年,顺利通过国家验收,步入全国高等职业教育先进行列;2015年,通过高等职业院校第二轮人才培养工作评估;2020年,成为福建省示范性现代高等职业院校;2021年,获批福建省高水平职业院校和专业建设计划项目A类立项建设单位;2022年,开启应用型本科医学院校新征程。

习近平总书记指出:"人民健康是民族昌盛和国家强盛的重要标志。""培养造就大批德才兼备的高素质人才,是国家和民族长远发展大计。"在大数据、云计算、人工智能等新科学技术大规模应用的背景下,医学也正向高度信息化和智能化方向发展。医学教育需要更新价值理念,以办人民满意的医学教育为目标培养新医科人才。2020年9月,国务院办公厅印发《关于加快医学教育创新发展的指导意见》,提出"把医学教育摆在关系教育和卫生健康事业优先发展的重要地位,立足基本国情,以服务需求为导向,以新医科建设为抓手,着力创新体制机制,分类培养研究型、复合型和应用型人才,全面提高人才培养质量,为推进健康中国建设、保障人民健康提供强有力的人才保障"。这一重大部署,吹响了我国新时代新医科建设的号角。

为党育人,为国育才。心怀"国之大者",必须响应时代要求和群众需求,培养国家需要的、人民喜欢的、有温度的好医生。为了更好更快地服务"健康新福建""幸福泉州"建设,学校正举全校之力升格创建泉州健康医学院,致力于培育高素质应用型医学人才,打造人才培养新高地,全方位、全周期保障人民健康。

教材是课程建设的基石,课程建设是学科培育的关键,学科培育是人才培养的基础。编写本套新医科系列教材是学校响应时代发展需要、加强学科专业建设、培养高素质应用型医学人才的重要举措。《产时超声》站在学科发展前沿,顺应近10年来超声影像新学科的蓬勃发展,是编者根据多年的临床实践并结合国内外最新文献编写而成;融合"大健康"理念,《体育与大健康教育》对大学生健康从思想、心理、生理、传染病预防、体育锻炼、膳食营养、生活习惯、危机处理等几个方面做了全方位的阐述;立足大数据、云计算、物联网、人工智能在医疗领域的广泛应用,《新医科视域下的医学生信息素养》重构信息素养教材知识体系,以更好地满足新时代医学生专业素养的提升;《智能医学》主要介绍智能医学的基本理念、基础知识以及在医学领域的应用,既注重基础知识的讲解,又关注智能医学前沿技术发展的新趋势;《重症康复评定》全面阐述了重症康复过程中评估的重要性和技术要点,体系完整,逻辑清晰,通俗易懂,适合作为普通高等院校多个专业的新医科特色教材;《叙事医学能力培养》以叙事医学的文本细读、反思性写作和医患沟通为编写重点,理实融通,医文结合,为医学人文的落地找到着陆点;《口腔转化医学》覆盖了口腔各个学科及其他医学基础学科,研究口腔主要疾病的发病机制,并将最新研究成果转化为临床医疗新技术和新方法;《慢重症居家管理》全面阐述了常见的居家慢重症病种、特点、管理要点以及自我管理。总体来看,本套新医科系列教材囊括了目前医疗行业的各个热门领域,既具有医学研究的学理性、科学性和前瞻性,又突出了新医科人才培养的基础性、人文性和适用性,真正做到落实"大健康"、聚焦"胜任力"、服务"全周期"。

　　潜心问道,精益求精。在学校党委的大力支持和高度重视下,学校成立了新医科系列教材编审委员会,加强领导,统一部署,各学院、各部门通力合作,众多专家教师和相关单位的工作人员全身心地投入这项工作,尤其是每部教材的编写人员,他们在日常繁忙的教学和工作之余,投入了大量的时间和精力,刻苦钻研,潜心问道,在孜孜不倦中不断自我突破,力求打造精品,不负育人使命。我们期待本套教材的发行能为学校的人才培养、内涵建设以及高质量发展夯实基础;能成为学校申办本科院校、提升办学层次的强大助推器;能助推学校成为医学教育领域的典范,为国家新医科的发展贡献自己的力量。

泉州医学高等专科学校新医科系列教材编审委员会
主任委员:李伯群　吕国荣
副主任委员:王翠玲
2023 年 9 月 6 日

前言

　　为贯彻落实教育部《高等学校人工智能创新行动计划》、国务院办公厅《关于加快医学教育创新发展的指导意见》以及中央网络安全和信息化委员会《"十四五"国家信息化规划》等文件精神，促进医工、医理、医文学科交叉融合，促进人工智能和医学教育深度融合，推动我国培养具有国际视野的高层次创新医学人才，特编写本教材。

　　在当今人工智能信息时代大潮下，互联网、智能化、脑认知、芯片、精准医疗、大数据、区块链、云计算等新概念百花齐放，创新业态催生大学教育转型，传统的医学知识已不足以应对时代变革，推动医学、人文、工程学科的交叉融合，发展融合人工智能的新医学是大势所趋。

　　本教材遵循基础布局、过程分析、前沿聚焦的内容设计原则，阐述人工智能的技术方法及其与医学融会贯通的知识，分析医学人工智能各领域应用，探索智能医学前沿研究。

　　本教材基于医教协同、新医科教改的精神，集临床与计算机专家的丰富经验，本着不忘初心、医教兴国、质量第一、立德树人的原则，在内容上紧扣教育改革新形势和新要求，以科普模式对应用型本科医学生进行通识教育。教材由第一章人工智能与智能医学概述（李宏林、于丹宁）、第二章智能医学技术（李宏林、程亚琼、于丹宁）、第三章智能医学影像（吴家祥、倪东）、第四章智能医学机器人与 3D 打印技术（董学峰、吕宏升）、第五章可穿戴医疗设备（戴厚德、许淑茹）、第六章智慧医疗信息系统（陈培毅、陈雅芳、朱宇兰）、第七章智能医学综合应用（杜永兆、赵东升、蔡枫瑜）、第八章元宇宙技术（柳培忠）共八章内容构成。由于水平和经验有限，书中可能存在疏漏之处，敬请相关专家学者、行业师生批评指正,提出宝贵的意见和建议。

　　本教材在编写过程中得到主审吕国荣教授的关心和指导,以及泉州医学高等专科学校、华侨大学、深圳大学、中国科学院海西研究院泉州装备制造研究中心、泉州清大思源医疗科技有限公司的大力支持,在此一并表示感谢。

　　仰望星空,脚踏实地,奋楫争流,灿若星辰! 与读者共勉。

董学峰　李宏林

2023 年 2 月 5 日

目录

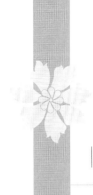

第一章 人工智能与智能医学概述

第一节 人工智能概述

人工智能(artificial intelligence,AI)是研究和扩展人类智能的一门新兴科学理论与方法技术,其研究领域包括机器学习方法、自然语言处理、图像识别、智能机器人和专家系统等。人工智能是对人类意识和思维过程的模拟,可分为运算智能、感知智能和认知智能三个层次,其主要目标是使机器能够替代人类完成大量重复性高的简单工作,并最终胜任需要人类智能才能完成的复杂工作。

一、人工智能起源

1956 年被称为人工智能元年,在美国举行的达特茅斯会议首次将人工智能从密码学和控制学中正式独立出来。1956—1976 年是人工智能的第一次繁荣期,其研发资金主要来源于国家国防财政支持,但由于在语音识别和机器翻译等领域迟迟未能取得突破,人工智能发展进入了第一次低谷期。1982—1987 年是人工智能的第二次繁荣期,随着人工智能多层感知机技术和专家系统的出现,工业界对其投入了大量研发资金,但计算机硬件的存储容纳能力瓶颈与不同专家系统数据库之间的信息孤岛现象导致研发进度难以满足工业界需求,人工智能步入了第二次低谷期。2006 年杰弗里·辛顿提出的基于人工神经网络的深度学习技术,在大数据技术和 GPU(graphics processing unit,图形处理单元)硬件性能大幅提升的基础上,解决了梯度消失以及浅层神经网络分析能力差的问题,令人工智能迈入了第三次繁荣期。大数据的积聚、计算能力的提升、理论算法的革新是推动当今人工智能实现多学科交叉与跨学科研究的三大核心动力,人工智能已全方位融入了当今世界生产与生活中。

二、人工智能定义

人工智能的研究理论目前主要有思维理论、知识阈值理论与进化理论三种。思维理论认为人工智能的核心是思维,即计算机拥有以逻辑的方式学习、理解、思考事物的能力。

知识阈值理论认为,由于人类目标的模糊性、知识和信息的不完备性、推理判断能力的不确定性,人工智能决策不应简单归结为某种目标函数优化的数学形式,其智能行为取决于知识的数量及其泛化程度,即计算机能够在巨大搜索空间中以穷举法或启发式方法迅速找到一个满意解的能力。进化理论认为计算机应通过对外界的感知与动态环境的适应而不断进化,逐渐模拟出人脑思维活动,如强化学习神经网络的竞争训练模式。

如图 1-1-1 所示,人类智能是人类经过长年累月对书籍与论文的学习及实践操作而逐渐积累形成的,学习周期长,具有创造性特点,并可通过持续学习不断改进;人工智能则是基于脑空间信息学与神经科学模仿人类智能思维方式和学习方法而逐渐形成的机器智能,主要利用统计分析、机器学习或深度学习方法,通过大数据训练,在较短的周期内构建某一领域知识和规则。人工智能可分为运算智能、感知智能与认知智能三种能力层次:在运算智能领域,人工智能已完全超越人类(如基于规则和落子可能性、最优性计算的围棋博弈);在感知智能领域,人工智能已追齐甚至超越人类(如基于信息感知的人脸识别);但在认知智能领域,人工智能依然远落后于人类(如可变性、创造性极强的足球运动)。人工智能的本质为计算,基础为数据,能感知环境并产生反应,能与人交互互补,有自适应学习特性并可演化迭代。

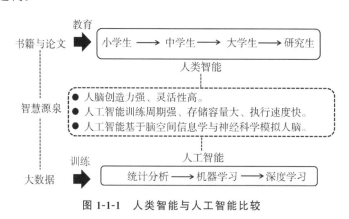

图 1-1-1　人类智能与人工智能比较

三、人工智能研究方向

当前人工智能的三大研究理论分别是符号主义、联结主义和行为主义。

(一)符号主义

符号主义是基于物理符号系统假设和有限合理性原理的人工智能理论,认为人工智能的核心是知识表示、知识推理和知识运用。物理符号系统假设将人类的认识过程视为符号处理过程,认为思维就是符号的计算,即实体与实体之间通过各种关系(如常用的谓词逻辑表示法)互联。有限合理性原理则采用了启发式搜索试探性方法来求得问题的有限合理解,以便在大量不确定、不完全信息的复杂环境下解决那些难题。

符号主义的主要应用领域有专家系统和知识图谱等。专家系统由知识库、推理机、解释器三个核心部分构成,主要运用了知识表示和知识推理两项技术,从功能上模拟人脑学习专家经验并辅助人类决策。知识图谱是一种揭示实体之间关系的语义网络,结合应用数学、图形学以及计算机技术和信息可视化技术,以可视化图谱方式形象地展示事物领域知识及其相互关系(如思维导图)。

(二)联结主义

人类智能的基本单元是神经系统的神经元,联结主义理论基于神经元及神经元之间的网络连接机制从结构上模拟人脑思维与认知机制,其发展从单层神经网络到基于误差逆传播算法(BP 算法)的双层神经网络乃至当前的多层深度学习神经网络。人工神经网络以分布式方式存储信息,以并行方式处理信息,通过自组织与自学习能力逐层深化认识。当前主流人工神经网络有基于纠错学习的卷积神经网络(convolutional neural network,CNN)、循环神经网络(recurrent neural network,RNN)、生成对抗网络(generative adversarial network,GAN)与基于竞争学习的自组织映射神经网络(self-organizing map,SOM)以及基于强化学习的其他神经网络等。

(三)行为主义

行为主义源于控制论,基于"感知—行动—反馈"模式循环训练人工智能,该理论以环境对机器作用的响应为原型,逐步进化、分阶段发展和增强,主要应用在智能机器人与围棋博弈等领域。以行为主义为理论基础的经典模型为基于强化学习的人工神经网络,该模型在智能体(agent)与环境的交互过程中,运用学习策略达成回报最大化或实现特定目标。强化学习相对于深度学习最大的优点是不依赖于大数据而仅需特定规则,在围棋博弈这些有特定规则的应用场景下,其学习效率与效果显著优于深度学习,但现实中大量问题并不具有非黑即白的规则,强化学习的可应用场景也显著低于深度学习。因此,当前强化学习研究主要聚焦于如何通过各种训练活动挖掘目标问题的规则并加以学习应用。

如图 1-1-2 所示,人工智能与数据科学理论相互渗透、紧密联系,通过感知、分析与输出三个主要流程解决工程实例。在实际应用中,数据分析师或人工智能专家首先利用数据科学理论中的数据采集与数据清洗技术获取高质量大数据;进而利用数据挖掘和机器学习算法尤其是深度学习技术挖掘数据潜在信息、分析数据内在联系、预测数据发展趋势;最后将分析结果以数据可视化的形式呈现给用户。

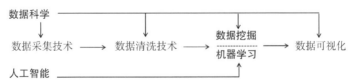

● **机器学习**关注的是计算机程序如何随着经验积累自动提高性能,是实现人工智能的必由之路。
● **数据挖掘**关注的是如何利用一系列处理方法挖掘数据背后潜在的信息。
● **深度学习**基于机器学习方法重要分支——人工神经网络的深层结构,已广泛部署于当前各种热点应用。

图 1-1-2 人工智能与数据科学的关系

四、人工智能应用方向

当前人工智能的三大研发应用领域分别是机器学习（如基于智能算法的分类、搜索与推荐等）、自然语言处理（如语言理解、语音识别与语音翻译等）、计算机视觉（如影像分析、人脸识别、手势控制、智能感知等）。

（一）机器学习

机器学习作为人工智能的方法论，集成了概率论、统计学、计算机算法等学科知识，其研究核心是构建优秀算法与模型，令计算机更好地模拟人类的思维能力和学习行为，通过反复训练不断优化算法和模型，最终应用到模式识别、信息搜索和商品推荐等相应场景中。

在模式识别方面，机器学习算法对给定事物进行鉴别和分类，并将其归入与之相同或相似的模式；在信息搜索与商品推荐方面，机器学习算法搜索用户感兴趣的信息并实现个性化、精准化推荐；在问题求解与博弈方面，机器学习算法在满足各种约束前提下试图用最短时间寻求解决目标的最优解；在专家系统领域，机器学习算法对专家经验知识进行合理表示，对专家求解问题的过程进行建模，最后基于知识运用模型进行智能推理，力求具有媲美专家解决问题的能力（如医学辅助诊疗系统）。人工神经网络作为基于联结主义的经典模型在当前机器学习中有着广泛的应用，该模型以对人脑和自然神经网络的生理研究成果为基础，抽象并模拟人脑机理与思维机制，实现类人化工作。目前应用最广泛的人工神经网络主要有深度学习、强化学习与生成对抗网络等：深度学习网络基于大数据训练所构建的模型已广泛部署于各个领域；强化学习网络基于已知规则进行反馈训练，常用于智能机器人研究与多智能体协作等领域；生成对抗网络则主要应用于图像生成、图像修复以及语义分割等领域。

（二）自然语言处理

自然语言处理集成了计算机科学技术和语言学知识，研究如何让机器阅读并理解人类语言，以进行大规模语言信息自动化、智能化处理。自然语言处理主要由以下三个步骤构成：首先，计算机从互联网与手机用户每日交流的文字和语音大数据中提取人类语言信息和行为习惯；其次，数据分析师和机器学习专家基于提取的语言大数据信息训练自然语言处理模型，利用该模型对人类语言进行智能分析；最后，将分析结果以人类易懂的形式输出并展示。

目前自然语言处理在国内主要有英文与中文等研究领域：英文语言处理首先通过分句、分词、去除停用词、词干提取、词性还原、词性标注、命名实体识别几个步骤生成文章基本词与标签，再利用相关机器学习算法进行语言分析；相对于英文语言天然性的利用空格断词，中文语言处理需先从复杂语句中识别提取出字词才能进行后续信息处理。当前阶段，自然语言处理依然未能解决威诺格拉德模式问题（即人类可以通过先验知识准确判断语句中相关词汇的指代对象，而缺乏上下文先验信息的计算机则无法解决该类问题），其实际应用依然具有很大局限性。

在语音识别与合成领域,自然语言处理的关键技术是如何识别人类语音中的关键字并触发相应操作。传统语音识别技术一般先将语音波形图转化成频谱图或语谱图,提取图中的梅尔频率倒谱系数(Mel-frequency cepstral coefficient,MFCC)或深度学习声音特征,构建字母、语句频谱对应表,并利用高斯混合模型(Gaussian mixture model,GMM)和隐马尔可夫模型(hidden Markov model,HMM)预测拼音或单词概率,最后利用语言模型将拼音或单词转换或组装成语句。随着深度学习技术的迅猛发展,循环神经网络(recurrent neural network,RNN)和长短期记忆模型(long-short term memory,LSTM)已逐渐取代传统的 GMM-HMM 模型。近年科大讯飞设计的 DFCNN(deep fully convolutional neural network,全序列卷积神经网络)框架则通过对语谱图的图像分析间接实现语音识别。

在实际应用中,首先对大量人类语音数据(收集前应考虑伦理隐私问题)进行人工标签标注,随后基于标签语音数据训练语音识别模型,最后将模型部署于智能手机、汽车语音助手、智能音箱等多种设备。语音识别技术的研究难点主要聚焦于如何缓解威诺格拉德模式(缺乏先验信息)、噪声环境(如何在多语音状态下准确识别目标语音)、实际语境(语言信息在不同语境下可能有不同意义)等方面的不良影响。

(三)计算机视觉

计算机视觉主要研究如何利用计算机模拟人类视觉,分析二维图像和三维图形并进行计算机动画仿真以及现实虚拟。计算机视觉主要包含图像检索、图像分类、目标识别、语义分割、图像标注、图像修复、行为识别、数据可视化等研究方向。图像检索应用通过目标检测、特征提取、相似度比较等步骤实现以图索图,而图像分类应用则是通过特征识别区分不同类型对象,两者难点均在于消除背景与姿态干扰。目标识别应用聚焦于如何准确定位并区别同一图像中的多个目标体,常见的有人脸检测、行人检测与车辆检测等。语义分割应用是在目标识别的基础上进一步将识别出的目标沿轮廓线精准分割。图像标注应用基于人工标注的大数据训练模型,利用模型对图像目标标注文字属性或添加语句描述。图像修复应用则包含了图像高清复现、黑白图像上色、遮挡物去除等。行为识别应用是结合目标识别和注意力机制探测图像中人物的姿态特征并预测其行为意向。数据可视化是将数据或数据分布可视化为图像或视频展示,如足球游戏将运动员的数字属性指标可视化为各种实时动画效果。

五、人工智能发展与展望

支撑人工智能发展的三大动力是算力、数据和算法。硬件设备的发展大幅提升了计算机算力,互联网、物联网、云计算和大数据技术的融合产生了海量数据,机器学习技术的研发促进优质算法的不断改进与提升,这三大动力促发了人工智能第三次革命。信息实现数字化存储,距离由于网络大幅缩短,数据分析由自动化向智能化过渡,传统产业与数字产业在当前时代下已进一步互融互通、共存共荣,如图 1-1-3 所示。

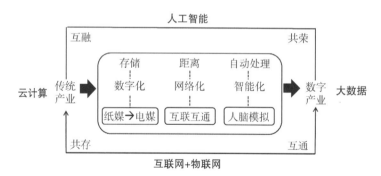

图 1-1-3 信息时代下的传统与数字产业链关系

如图 1-1-4 所示,人工智能行业集中于基础层、技术层和应用层三个领域:基础层产业主要负责硬件芯片、云计算和数据资源的统筹分配与群集协作,技术层产业主要负责系统学习框架和算法模型的设计,应用层产业则聚焦于开发应用于各行各业的 app 软件。由于行业巨头拥有大量资金和海量用户群,几乎垄断了基础层和应用层产业链,独角兽 AI 公司则主要在技术层产业区域进行竞争。目前国内主要 AI 研究机构有阿里达摩院、百度学习院、腾讯 AI 实验室、华为诺亚方舟实验室等,分布在北京、上海、杭州、深圳等地,并与北京大学、清华大学、上海交通大学、浙江大学等实现校企合作、校企共建。国外著名的 AI 研究结构则有微软研究院、谷歌实验室、脸书人工智能实验室等,主要分布在美国硅谷等地。

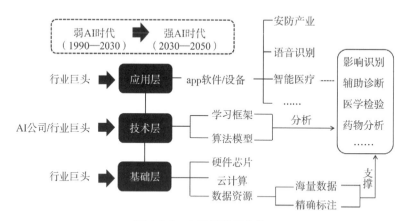

图 1-1-4 人工智能产业链

相对于人类智能,人工智能的培养周期大幅缩短,且利用互联网和物联网可以实现远程处理与云计算等复杂功能,但在语言分析、人文关怀、个性化精准化医疗等方面依然远不及人类智能,此外,人工智能在应用中应考虑到伦理问题。总之,人可因时因事随机应变,电脑虽能快速处理信息但往往墨守成规,当前依然是弱人工智能时代,距离电脑具有较强认知智能的强人工智能时代还有很长一段距离。

(李宏林,于丹宁)

第二节　智能医学概述

随着计算机技术与互联网科技的迅猛发展,大数据、云计算、移动通信(4G乃至5G技术)、物联网和人工智能技术对社会生产与生活等方面产生了巨大影响,融合了医学、硬件、软件和网络技术的智能医学应运而生。智能医学是一门新兴的医、理、工学交叉学科,包含了影像分析、辅助诊断、辅助手术、3D打印、医疗机器人、可穿戴医疗设备、远程医疗、云平台等多种应用,为医疗领域中教学科研和临床应用的发展起到了强大的推动作用。

一、智能医学起源与定义

智能医学起源于计算机技术在医学领域的辅助应用,如早期的医学影像和诊疗专家决策系统。随着人类社会从机器时代、电气时代迈入信息时代,互联网技术与人工智能及其核心技术(机器学习与深度学习算法)迅速发展,传统医学也逐渐迈入了智能医学时代。

智能医学可视为电子、计算机、互联网及物联网、区块链、云计算、人工智能、3D打印、虚拟现实、人机交互等技术与医学影像学、生物医学、医学检验学、医学信息学、医学诊断学等领域紧密交融的一门新型医、理、工学交叉学科,其研究方向包含了医学感知、医学大数据智能分析、医学智能决策、精准医疗、医学智能人机交互等,被广泛部署于神经工程、康复工程、组织工程、基因工程、智能医学仪器、智能远程医疗、智能医学教育、新药研发、智能医学图像分析、智能诊疗、智能手术、精准放疗等领域。

当前机器还远未达到自主思考解决问题的能力阶段,且在各应用领域需考虑医学伦理、个性化诊断、精准化治疗等多方面因素,因此,当前智能医学依然是以人类智能为主导、人工智能为辅助的模式运作。

二、智能医学课程、专业与科研发展

天津大学于2018年首设智能医学工程专业,该专业课程涵盖高等数学、计算机语言、电子电路基础、医学基础等领域知识,对学生理工科水平有较高要求。华中科技大学自2020年起开设智能医学课程,目前已完成了四个学期的教学。据教育部统计数据,至2022年2月,全国已有64所高校开设了智能医学相关专业或课程。

智能医学研究主要聚焦于病历管理、文献分析、药物研发、基因组合、影像识别、检验分析、临床诊疗等领域。国际医学图像计算和计算机辅助干预协会(Medical Image Computing and Computer Assisted Intervention Society,MICCAI)是聚焦医学和人工智

能技术跨学科交叉研究的国际顶尖会议,会议发表的论文涉及计算病理学、超声成像分析、智能化医学检测与诊疗、智能化手术引导等多个研究领域,可利用搜索引擎搜索"MICCAI 追踪之论文纲要"关键字获取不同年度 MICCAI 会议发表的国际论文列表,了解智能医学科研最新动态。

国内外 IT 行业巨头已在智能医学产业投入了大量研发资金,目前已有部分研究成果落地部署。美国国家医学图书馆所属的国家生物技术信息中心开发的 PubMed 数据库提供了生物医学和健康科学领域的文献检索服务,谷歌公司开发的 DeepMind Health 和 Brain Healthcare 系统专注于疾病预警(如直径致盲病变和癌症识别)和医学影像识别(如眼部病变识别和肿瘤识别),微软的汉诺威项目聚焦于可降低研发经费和治疗风险的药物测试以及定制个性化诊断方案的精准医疗领域。国内的腾讯觅影专注于 AI 影像(如癌症筛查和糖网病筛查)和 AI 辅诊(如智能导诊、病案智能管理和诊疗风险监控)等领域的研究,阿里健康则在肺结节检测、肝结节诊断、肿瘤靶区勾画、心血管识别和癌症早期筛查等领域取得了不菲成就。

(李宏林,于丹宁)

第三节　智能医学应用与展望

智能医学目前已逐渐部署于智能病案构建与健康档案管理、智能辅助诊断、智能药物研发、智能影像分析、智能医学检验、智能医学仿真、智能医学手术、智能医学器官、可穿戴医疗设备、远程医疗与护理、智能口腔数字化应用等领域。

一、智能医学研究应用

(一)智能病案构建与健康档案管理

传统病历是基于流程叙事模式记录的非结构化数据,无法直接录入计算机数据库中保存并处理。如图 1-3-1 所示,智能病案构建首先利用人工智能领域的自然语言处理程序对电子病案进行语言分析,提取非结构化数据中的病症相关关键字信息(如时间、诱因、主症状特征、症状特点、阳/阴性伴随症状等),填充至结构化数据表格中,建立标准的医院电子病案数据库以实现健康档案自动化、智能化管理。

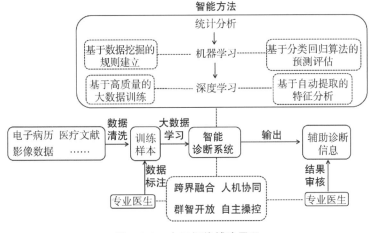

非结构化传统病例

婚姻：未婚	入院日期：2022-12-30
民族：汉	病史采集日期：2022-12-30
职业（工种）：无	病史陈述者：患者家属　可靠程度：可靠
过敏史：未发现	

主诉：发热17小时

现病史：患者17小时前无明显诱因出现发热，体温最高39.6℃，伴有畏寒、无寒战、抽搐，无嗜睡，病程中患儿有少许鼻塞，无鼻涕，无双眼发红，偶有咳嗽，无胸闷、气促，无胸痛、咯血，有呕吐2次，吐出少许胃内容物，无咖啡样及胆汁样物质，无头痛，无腹痛、腹泻，无少尿、尿频，自发病以来，患者精神食欲可，大小便正常，近期体重无明显改变。

↓识别

结构化传统病例

病患	时间	诱因	主症状	症状特点	阳性伴随症状	阴性伴随症状
病患1	17小时	无	发热	最高39.6℃	畏冷、少许鼻塞、咳嗽、呕吐	无寒战、抽搐、嗜睡；无鼻涕、双眼发红；无胸闷、气促、胸痛、咯血，无头痛、腹痛、腹泻、少尿、尿频
病患3						
病患2						

↓建库

医院病案信息管理系统

图 1-3-1　智能化病历转化与建档

（二）智能辅助诊断

智能辅助诊断是发源最早、部署最多的一种智能医学应用，如图 1-3-2 所示，其实施流程如下：首先，对电子病历、医疗文献、影像数据等原始数据进行数据清洗操作得到初始样本集，令专业医生对样本集进行数据标注得到训练样本集；其次，利用训练样本集训练基于统计分析、机器学习或深度学习算法构建的智能诊断系统模型；最后，使用该模型对输入病例样本进行诊断分析，专业医生对机器辅诊结果进行最终研判。智能辅助诊断体现了医学人工智能领域的跨界融合、人机协同、群智开放和自主操纵。

图 1-3-2　人工智能辅诊原理

（三）智能药物研发

传统药物研发存在资源有限、成本高、持续时间长、命中率低等局限性,如普通药物筛选具有周期长、化合物耗费不菲等特点。智能药物研发利用随机森林、决策树、人工神经网络等算法模型预测新药研发的药物靶点以缩短靶点的发现时间,加快特定靶点上生物活性高的化合物的筛选速度以加快药物的研发进程,分析药物的吸收、不良反应、毒性等性质,确定氨基酸序列蛋白质的 3D 结构和结合亲和力,预测剂量并确定治疗收益较高的患者群体以实现精准医疗等。

在临床前期中,智能药物研发有助于提高筛选效率与优化构效关系,可缩短药物研发时间并增加药物研发成功率;在临床测试中,智能药物研发可自动分析配给药剂量与药物关联,缩短药物测试的实验周期并降低测试费用。目前,美国硅谷公司 Atomwise 利用国际商业机器公司(IBM)研发的超级计算机,在具有数十亿个分子的结构数据库中筛选治疗方法,预测药物理化性质,评估药物研发的候选化合物与控制病毒的候选药物。

（四）智能影像分析

医学影像诊断流程一般分为问诊、检查、阅片、分析与提出诊疗方案五个环节,影像医师需经过长期的专业系统学习和临床实践训练方具有相关专业能力。人类医师具有阅片准确率高但短时间内阅片数量有限的特点,经过大数据训练的智能影像识图系统可在阅片环节上辅助人类医师;该类系统通过图像采集、图像预处理、图像特征提取、图像识别与分类几个步骤,可在短时间内读取并识别分析大量影像图像,目前已逐步部署于各大城市大型医院的肺结节、脑部、心脏和眼部视网膜等图像识别领域中。如图 1-3-3 所示,相对于数量庞大、种类繁多的自然图像,医学影像图像存在数量较少、标注困难与伦理隐私等问题,形成足量优质的大数据医学影像训练样本集仍需较长时间;此外,智能影像识图系统的预测精度还有待提高,阅片结果最终仍需人工审核。

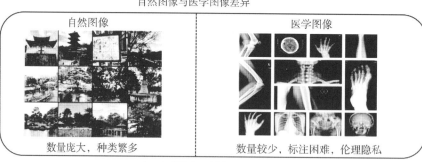

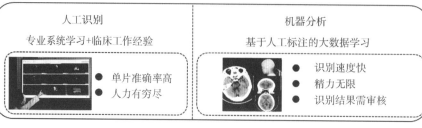

图 1-3-3 智能影像分析特点

如图 1-3-4 所示，目前医学影像图像源主要有磁共振成像（magnetic resonance imaging，MRI）、超声成像（ultrasonic imaging，UI）、正电子发射体层成像（positron emission tomography，PET）、计算机断层成像（computed tomography，CT）和医学红外成像等的图像，经医院信息系统（hospital information system，HIS）、放射信息系统（radiology information system，RIS）或影像存储与传输系统（picture archiving and communication system，PACS）预处理后输入智能影像识别系统，主要应用于图像增强、目标识别和预测分析等领域。图像增强主要用于优化因采集设备质量或操作过程问题产生的劣质图像；目标识别则可识别并提取图像的病灶等关键区域；预测分析是在图像增强和目标识别的基础上，进一步通过图像分割、特征提取、结果分析三个步骤实现基于医学影像图像的病症预测。

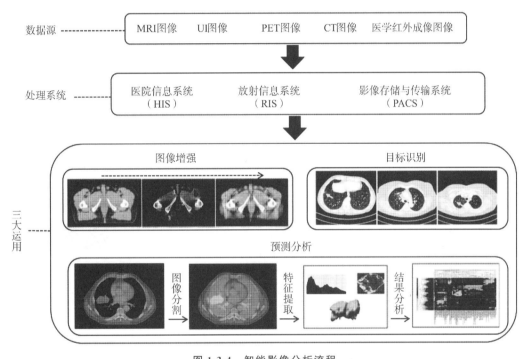

图 1-3-4　智能影像分析流程

（五）智能医学检验

图像增强与识别、形态分类、智能预测等算法的改进，互联网大数据中心的建设，电子显微镜、图像传感器和计算机硬件设备的性能提升，正推动智能检验技术在医学检验领域进一步普及。智能检验包含了细胞智能化识别、分析与测定、染色体分析、微生物检验以及血液、体液、细胞形态、骨髓检测分析等技术，已被逐渐部署于疾病防控、癌症筛选、人体数据分析、病种分布调研、基因和遗传图谱检测等领域（图 1-3-5）。

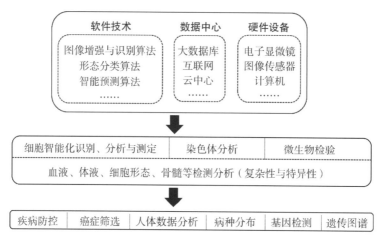

图 1-3-5　智能医学检验应用

如图 1-3-6 所示,智能检验的主要实现步骤可分为三部分:采集、分析与输出。首先,利用电子显微镜或电荷耦合器件(charge coupled device,CCD)图像传感器等电子设备采集样本信息,基于计算机和智能算法对采集样本进行数据清洗、目标识别等预处理操作生成训练或分析样本;其次,利用训练好的系统模型对待分析样本进行智能分析;最后,将分析结果交予检验医师进行最终人工判断。

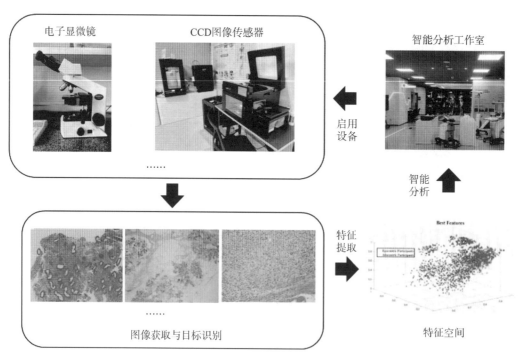

图 1-3-6　智能医学检验流程

（六）智能医学仿真

虚拟现实（virtual reality，VR）、增强现实（augmented reality，AR）、混合现实（mixed reality，MR）和全息投影技术（holographic projection technology）是计算机仿真技术的四种重要应用。虚拟现实技术置人于计算机创造的虚拟世界中，基于软件技术与硬件设备模拟人的视觉、听觉、触觉等感知功能，即身临其境、感同身受。增强现实技术将虚拟的信息叠加到真实世界的环境或事物上，并通过相关软件或硬件设备显示，即移花接木、似是而非。混合现实技术令用户、现实环境、虚拟事物三者互联互通，使得用户在现实环境中既能感受到虚拟事物又能与之互动，即水乳交融、相得益彰。全息投影技术可基于光影干涉原理在现实环境中模拟创造三维虚拟事物或将真实事物远程投影至真实环境中再现，即栩栩如生、惟妙惟肖。上述四种技术的主要区别在于：虚拟现实技术可构造与现实环境、事物完全无关的虚拟环境；增强现实技术可在现实环境、事物上叠加虚拟信息；混合现实技术则是在现实环境中实现人与虚拟事物的互动；全息投影技术构造的三维虚拟事物或投影的远程真实事物可直接被裸眼观测。三维打印技术以数字模型文件为基础，基于高等数学柱面坐标三重积分原理，运用粉末状金属或塑料等可黏合材料，通过逐层打印的方式构造物体；该技术融合了机械、材料、计算机、通信、控制技术和生物医学等技术，基于"分层制造，逐层叠加"实现一体化制造，可缩短产品开发周期并降低研发成本。

如图 1-3-7 所示，虚拟现实、增强现实、混合现实、虚拟角色、全息投影、三维打印等技术已被应用于医学仿真领域，部署于辅助教学、数字化建模、辅助术前规划等场景，以实现线上教育、远程教育、降低实验标本耗费、提高手术成功率等。

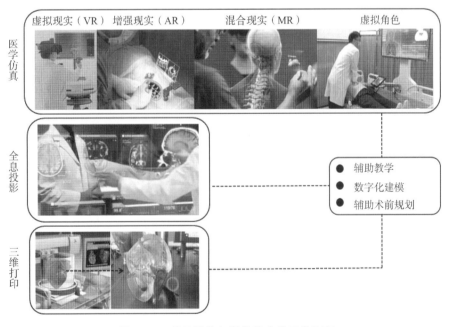

图 1-3-7　基于计算机视觉技术的医学仿真

(七)智能医学手术

智能医学仪器和手术平台正逐渐投入医学应用中,智能手术是医学手术和人工智能技术的集成,体现了信息数字化、分析智能化与操作精准化。三维打印技术可对病人手术器官或环境进行数字化建模,实现术前精准规划;数字化手术进展状况和患者状态信息有助于远程专家实时观测指示,并可进行数据回溯查因纠错;手术辅助决策系统可对病人的数字化信息进行分析并提供决策供主刀医生参考;增强现实技术可在术中操作部位或环境中生成实时数据标签以辅助人工操作;手术仪器和病床设备智能定位与传送系统可降低医务工作人员因疲劳操作导致的术中失误率。

如图 1-3-8 所示,智能医学手术的术前规划和术中精准定位、动态导航、远程操作等功能,提高了医学手术的精度和质量,缩短手术时间,推动外科手术微创化、智能化、数字化、个性化,进一步促进了人工智能与临床医学的互融互通。

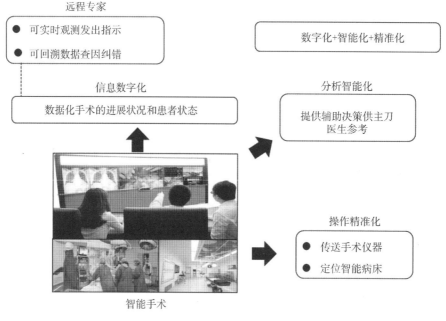

图 1-3-8　智能医学手术应用

(八)智能医学仿生器官

随着硬件和软件技术的发展,基于计算机、传感器与生物技术设计的各种智能医学器官已逐渐被应用于医学领域(图 1-3-9)。智能仿生眼可使盲人再见光明,智能助听器可有效解决老年人听觉障碍问题,智能义肢可帮助手臂、腿脚残疾病人恢复基本操作与行走功能;患有严重脊髓侧索硬化症的已故英国科学家霍金身上配备了多种智能医学器官,如用于追踪微小运动的内置红外线发射器的眼镜和肌肉活动检测器,以及与外界沟通交流的联想输入和语音合成装置等。智能医学器官正朝着低成本、高可靠性、高契合度等方向快速发展。

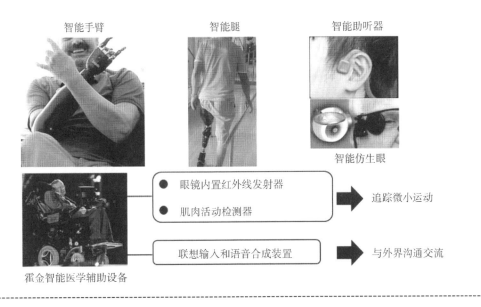

仿真智能器官：基于传感器与生物技术实现自主运动、感知和反馈，呈现与人体更高的契合度。

图 1-3-9 智能医学器官应用

(九)智能可穿戴式医疗设备

目前可穿戴设备的产品形态主要有智能手表、手环、耳戴设备、眼镜(如虚拟现实和增强现实眼镜)、服装、鞋等，其穿戴形式主要有臂式、腿式、腹式和胸式等。不同于成为人体一部分的嵌入式智能医学仿生器官，可穿戴医疗设备是以直接或间接方式附着在人体或服饰上的便携式设备，该类设备利用专用软件管理，通过无线局域网和广域网传输感应信号，令医疗人员或用户自身能够感知监测生理状况。当前智能可穿戴式医疗设备已部署至远程医疗与健康管理等领域，主要有智能血糖监测仪、起搏器、除颤器、复苏背心等，可基于传感器技术实时监测人体的体温、脂肪分布、压力、心率、血氧饱和度、心电图、血糖与血压等状态，并通过射频识别和无线通信等技术将监控信号传输到用户手机或远程监控设备，发布报警信号或用药提醒等信息(图 1-3-10 与图 1-3-11)。随着人工智能、物联网、大数据、云计算和硬件技术的发展，可穿戴式医疗设备正朝着智能化、信息可视化、网络化、微型化、低成本化等方向发展。此外，基于海量用户的健康数据亦可被收集以构建国民健康档案库，配合智能算法分析可提供更优质的个性化健康和医疗服务。

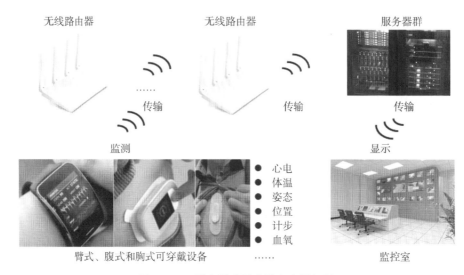

图 1-3-10　可穿戴式医疗设备应用机制

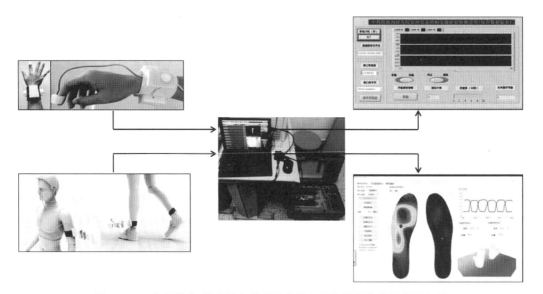

图 1-3-11　基于臂式、腿式可穿戴式医疗设备回传信号的数据分析实例

　　图 1-3-12 展示的是陈宁静和李宏林老师等人设计的智能改进型病号服,该病号服基于纳米吸附性材料、新型竹炭纤维面料、石墨烯复合布料制作,附设多个功能模块为患者提供便利性服务,配置了嵌入石墨烯压力传感器的座椅压力传感器、病床压力传感器和心率传感器以实现患者状态智能化实时监测。

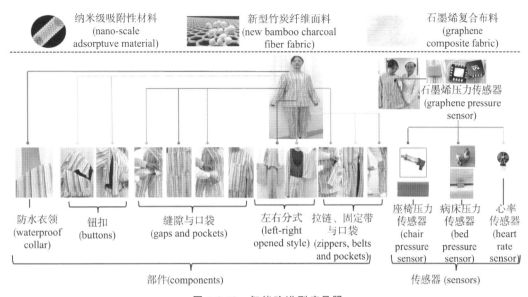

图 1-3-12　智能改进型病号服

（十）智能远程医疗与护理

基于高质量的互联网传输技术，远程医疗可实现高端医疗资源向全国偏远或不发达地域的投射；基于可穿戴式医疗设备或智慧病房中的监控设备（如电动护理床），远程护理可对病人实现远程监护。虽然远程医疗与护理可以提高优质医疗资源共享率和护理监护效率，但该应用目前受网络通信和监控设备质量影响较大，且心理抚慰等涉及人文伦理方面的操作仍需人工介入，如图 1-3-13 所示。

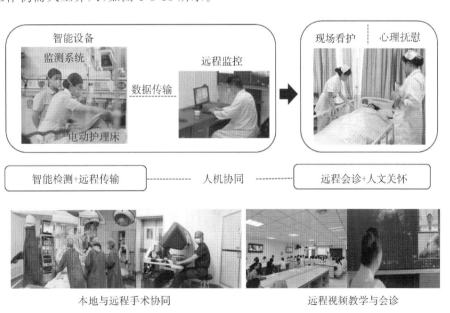

图 1-3-13　远程护理与远程诊断

(十一)智能口腔数字化应用

智能口腔数字化应用包含了智能口腔图像重建与分析、智能口腔诊断、基于机器人和主动导航系统的智能口腔手术等领域,目前已部署于口腔修复、口腔正畸、口腔颌面外科与美容整形、牙体牙髓及牙周病的诊治、口腔种植等应用上,如图 1-3-14 所示。

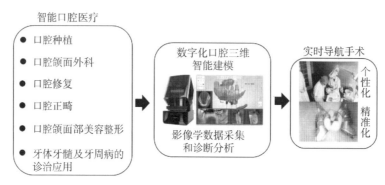

图 1-3-14　智能口腔数字化应用

1. 智能口腔图像重建与分析

随着锥形束 CT 影像与数字化口腔印模等口腔成像技术以及人工神经网络技术的发展,智能口腔图像重建与分析技术已被部署于改进口腔软硬组织的 CT 成像图像的重建精度与降低其图像噪声、智能识别与分析口腔特征和口腔影像信息、辅助鉴别骨质疏松患者并精确测量牙齿口腔结构以提高牙齿修复成功率、在 3D 环境中确定牙槽嵴方向以及计算骨体积并识别解剖或病理界限以优化口腔种植手术诊疗方案等领域。此外,智能口腔图像重建与分析技术是智能口腔诊断与智能口腔手术等技术的重要前置技术。

2. 智能口腔诊断

智能口腔诊断包含了基于图像检查病灶并进行术前规划和基于数据预测疾病发展以改善治疗效果等主要研究方向。在图像诊断方面,可基于人工神经网络分析患者口腔图像数据并实现口腔面部生长、头颅侧位片标志点、颌面部疾病、牙列缺损和牙髓疾病的预测与诊断,基于智能固定正畸矫治器或智能牙刷等可穿戴式设备监测口腔健康状况并为患者定制专属口腔护理行为;在数据分析方面,基于人工智能技术与患者大数据构建疾病发展预测模型以预测肿瘤淋巴结转移概率、种植体治疗成功率、拔牙后肿胀程度以及正颌外科骨块移动位置,辅助口腔医生在临床中更好地进行治疗方案的设计与实施。

3. 智能口腔手术

在传统人工口腔手术中,医生一般借助肉眼或锥形束 CT 数据检查患者口腔及牙齿结构信息,依靠经验进行手术。随着智能口腔手术技术的发展,医生可基于数字化口腔图像重建技术在术前运用计算机断层扫描和数字减影血管造影技术创建手术区域的三维视图,基于 3D 建模技术打印输出虚拟模型以实现术前精确规划,借助主动导航系统进行术中观测以解决视野受限问题并有效缩短手术时间。此外,口腔医疗机器人作为人类眼睛和手的功能延伸,具有定位准确、可重复、高效等优点,借助感知、计算、运动等手段辅助医生或自主完成高难度的手术操作。数字化口腔图像重建、3D 建模打印、主动导航、医疗机器人等技术的发展与一体化集成正不断提高个性化与精准化口腔手术成效,并在 5G 和物联网技术的支持下助力远程会诊和远程医疗。但智能口腔手术效果依然高度依赖于外科医生的个人知识和经验,在实践应用中,外科医生作为导航系统和手术机器人之间的连接点,通过观察导航系统所显示的信息,使用机械手控制机器人,实现人机协同操作,保障并提升手术效果。

智能口腔数字化应用在未来的两大发展方向分别为:增强人工智能系统的性能以提升图像重建的精确性和患者治疗的个性化与精准化,改善手术导航和机器人系统的性能以完善精密操作及微创手术能力。

二、总结与展望

计算机技术的提升使得高性能硬件、实用型软件与智能算法不断涌现,互联网技术的发展则推动了大数据、云计算、物联网、5G 和区块链技术的广泛部署,两者共同促进了智能医学的迅速发展。智能医学的主要实现流程为:利用智能传感设备采集数据,通过无线或有线通信技术快速传输数据,运用人工智能技术构建专家模型,基于采集的大数据训练模型,利用训练好的专家模型分析新输入数据,最后以可视化模式展示分析结果。

2017 年 3 月,浙江大学集计算机学院与信息学院的软件技术、医学院药学院与附属医院的专业技术、生物医学工程与仪器科学学院(生仪学院)的硬件设备技术为一体成立了睿医人工智能研究中心,研究智能医学共性关键技术,开发了多种智能医疗软件工具,其研究成果已应用于临床医学、影像学、基因组学等多个领域,如图 1-3-15 所示。

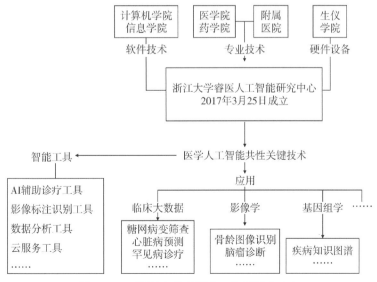

图 1-3-15 浙江大学睿医人工智能研究中心

图 1-3-16 与图 1-3-17 分别展示了浙大睿医中心 2019 年在国际顶级医学人工智能会议 MICCAI 上发表的两篇论文的框架,分别被应用于脊柱自动校准与宫颈病预测。

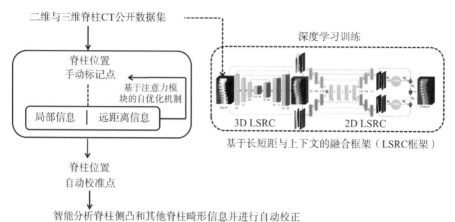

图 1-3-16　可用于自动三维脊柱定位的长短距上下文信息聚合框架

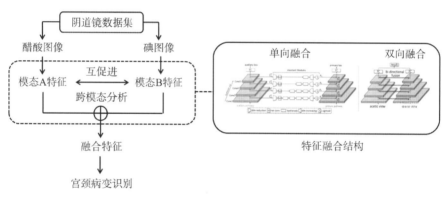

图 1-3-17　致力于宫颈病变诊断的基于特征融合的多视角学习

如图 1-3-18 所示,智能医学技术已广泛部署于多个医学领域:在基础研究领域可自动挖掘海量文献以提取专家医疗决策信息,在药物研发领域可通过建立药物分析与测试模型以降低药物研发成本与测试周期,在医学检验领域可提高医学数据测定和分析过程的自动化程度,在临床诊疗领域可自动分析病理数据、影像图像以协助医生准确诊疗并通过智能机器人辅助手术施行,在护理领域可基于可穿戴式设备与无线通信技术实现健康信息远程监测。

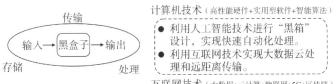

计算机技术（高性能硬件+实用型软件+智能算法）
● 利用人工智能技术进行"黑箱"设计，实现快速自动化处理。
● 利用互联网技术实现大数据云处理和远距离传输。
互联网技术（大数据+云计算+物联网+5G+区块链）

应用范围
● 基础研究：自动挖掘海量医学文献以提取医疗决策方案。
● 药物研发：建立药物分析与测试模型以降低药物研发成本与测试周期。
● 医学检验：提高医学数据测定和分析过程的自动化程度。
● 临床诊疗：自动分析病理、影像图像数据以协助医生准确施诊与手术。
● 远程护理：远程监控与监测。
......

图 1-3-18　智能医学应用总结与展望

　　在当前的弱人工智能时代，智能医学技术能够通过智能化与自动化应用替代初级工作、减少低端体力劳动、提供初步分析结果与辅助诊断依据。但是，其研究与应用领域依然存在多种问题：在数据方面，互联网巨头垄断了数据源与资金链，采集设备质量与医生职业能力差异影响了数据质量，医疗信息系统类型与伦理隐私标准不一致影响了数据兼容性，上述现象导致可部署于科研与应用的医学大数据匮乏、质量不佳、信息孤岛等问题愈发突出；在技术方面，由于主要聚焦于人工神经网络的结构优化与损失函数设计，导致预测准确精度不高，难以独当一面满足医疗所需；在人文方面，需考虑医学伦理因素，且无法处理病人心理方面的治疗问题。因此，目前智能医学在产业上难以落地推广，学术上难以革故鼎新。智能医学未来主要有以下几个优化方向：储备海量医疗大数据并进行高质量标注；推动行业信息标准化进程以消除数据孤岛；进一步优化专家系统网络结构并设计新型智能算法，以提高预测精准度并进行个性化、精准化医疗服务，如图 1-3-19 所示。

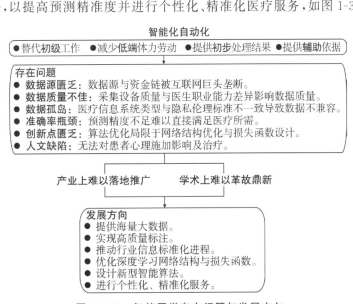

图 1-3-19　智能医学存在问题与发展方向

（李宏林，于丹宁）

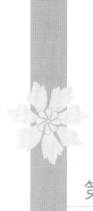

第二章 | 智能医学技术

智能医学的发展离不开高新技术的支撑,大数据、5G、云计算、物联网、区块链和智能算法作为其技术基础,被广泛应用于医学智能感知、医学大数据分析、医学智能决策、精准医疗、医学智能人机交互等领域。

第一节　智能医学与大数据

随着互联网、社交网络、博客、电子商务、移动智能终端与移动支付等新一代信息技术的不断应用,以及物联网与云计算等技术的兴起,一个大规模生产、分享和应用数据的时代已经开启,人类社会被带入了以海量数据为主要特色的大数据时代。

大数据的出现,使得能够通过数据分析获取知识、商机和社会服务的人,不再局限于少数专业学术精英。大数据门槛的降低使得社会各界广泛参与,普通的机构、企业和政府部门也可以将海量数据与数学分析方法相结合以获取所需的价值。大数据必将成为现代社会基础设施的一部分,它开启了一次重大的时代转型,并正在悄悄改变我们的生活方式。

一、大数据的定义与特征

著名的未来学家阿尔文·托夫勒在《第三次浪潮》一书中,将大数据盛赞为"第三次浪潮的华彩乐章"。工业界和学术界都密切关注着大数据问题,甚至政府部门也对其产生了浓厚的兴趣。2008 年 *Nature* 推出"Big Data"专刊,2011 年 *Science* 推出"Dealing with Data"专刊。2012 年达沃斯世界经济论坛上,大数据是主题之一;同年美国奥巴马政府发布了《大数据研究和发展倡议》,并正式启动"大数据发展计划"。2014 年"大数据"首次出现在我国《政府工作报告》中,2015 年国务院正式印发《促进大数据发展行动纲要》,2021 年工业和信息化部发布了《"十四五"大数据产业发展规划》。

(一)大数据的定义

大数据的概念较抽象,从字面上看,它表示数据规模庞大。目前,大数据尚无一个公认的定义。麦肯锡全球研究院(McKinsey Global Institute)认为,大数据是指规模大小超过经典数据库系统收集、存储、管理和分析能力的数据集。维基百科(Wikipedia)认为,大数据是指规模庞大,结构复杂,难以通过现有商业工具和技术在可容忍的时间内获取、管理和处理的数据集。美国国家标准与技术研究院(National Institute of Standards and Technology,NIST)认为,大数据是指具有规模巨大、种类繁多、增长速度快和变化频繁的特征,且需要一个可扩展体系结构来有效存储、处理和分析的广泛的数据集。综上可认为,大数据是由数量巨大、结构复杂、类型众多的数据所构成的数据集合,它们从世界的各个部分搜集而来,基于云计算处理与应用,通过数据整合共享与交叉复用所形成的智力资源和知识服务能力。

(二)大数据的特征

目前一般认为大数据具有"4V"特性:规模性(volume)、多样性(variety)、高速性(velocity)和低密度数据价值性(value)。

1. 规模性(volume)

国际数据公司(IDC)的监测数据显示,2013 年全球大数据储量为 4.3 ZB(相当于 47.24 亿个 1 TB 容量的移动硬盘),2014 年和 2015 年大数据储量分别为 6.6 ZB 和 8.6 ZB。2016 年和 2017 年大数据储量分别为 16.1 ZB 和 21.6 ZB,2018 年大数据储量达到 33.0 ZB,2019 年大数据储量达到 41 ZB,2020 年大数据储量达到 59 ZB。据 IDC 预测,2025 年全球大数据储量将达到 175 ZB。

2. 多样性(variety)

大数据包括结构化数据、半结构化数据和非结构化数据。数据包括互联网搜索、社交媒体、网络日志、手机通话记录等数据类型,不仅有企业组织内部的业务数据,还有海量的外部相关数据,如全球汽车、电表、工业设备上的数码传感设备随时测量和传递着有关位置、温度、湿度乃至空气中化学物质变化的数据信息。

3. 高速性(velocity)

在数据处理速度方面,有个著名的"1 秒定律",即要在秒级时间内给出数据分析处理的结果,若超出时间,数据将失去它的价值。大数据区别于传统数据的最显著特征是对处理速度与时效性要求高。当各种信息汇集在一起时,如何把握数据的时效性,是大数据时代对数据管理提出的基本要求。

4. 低密度数据价值性(value)

随着物联网的广泛应用,信息感知无处不在,虽信息量巨大,但因其价值稀疏,导致价值密度较低。数据的规模与数据的价值密度呈反相关,规模越大价值密度越低。如何通过强大的数据挖掘算法更快地从大量低价值密度数据中"净化"数据的价值,是大数据时代迫切需要解决的问题。

二、大数据处理技术

大数据给许多领域带来了巨大挑战,如何处理大量具有不确定性的数据便是其中之一。这些数据广泛存在于互联网、电信、经济、金融与科学计算等领域。如何有效地收集和使用这些数据并从中获取知识,是大数据时代的一项重要任务。

(一)处理模式

根据处理时间的需求,大数据的处理模式分为流处理与批处理两种。流处理是直接处理,而批处理则是先存储后处理。

1. 流处理

流处理模式的应用场景有金融交易、传感器网络等实时的数据处理。流处理模式视数据为流,当新数据到来时就秒级响应并返回结果。流处理的基本理念为数据的价值与处理数据消耗的时间呈负相关,因此快速处理最新数据并得出分析结果是流处理模式的最终目标。由于响应时间的要求,流处理基本在内存中完成,因此内存容量是限制流处理的瓶颈,而以相变内存为代表的储存级内存或可破除流处理中的内存制约。

2. 批处理

批处理模式应用在实时性要求不高,离线计算的场景。谷歌公司提出的 MapReduce 编程模型是最具代表性的批处理模式。该模型首先将用户的原始数据源分块,交给不同的 Map 任务区,Map 任务从中解析出 Key/Value 对集合,执行 Map 函数得到中间结果,并写入本地硬盘,然后 Reduce 任务从硬盘上读取数据,并根据 Key 值排序,将相同的 Key 值组织在一起,最后 Reduce 函数作用于排序好的结果并输出最终结果。MapReduce 的核心设计思想是将问题分而治之;把计算推到数据,有效地避免数据传输过程中产生的大量通信开销。

我们一般根据应用类型,将流处理和批处理两种处理模式结合起来使用。有些互联网会根据业务划分为在线、近线与离线。在线业务一般是秒级或毫秒级,因此常用流处理模式;而离线业务一般是以天为单位,故可采用批处理模式;而近线业务一般在分钟级或小时级,可根据需要,灵活选择处理模式。

(二)大数据技术

当人们谈到大数据时,并非仅指数据本身,而是数据和大数据技术这二者的综合。广义来说,大数据技术既包括近些年发展起来的分布式存储和计算技术(如 Hadoop、Spark 等),也包括在大数据时代到来之前已经具有较长发展历史的其他技术,比如数据采集和数据清洗、数据可视化、数据隐私和安全等。

1. 数据采集与预处理

大数据的采集就是对数据进行 ETL(extract-transform-load,抽取—转换—加载)操作,通过社交网络数据、移动互联网数据与传感器数据等方式获得各种结构化、半结构化与非结构化数据,对这些数据进行提取、转换、加载,最终挖掘数据的潜在价值。目前常用的大数据采集平台和工具有 Flume、Fluentd、Logstash、Chukwa、Scribe、Splunk 与 Scrapy 等。

采集的数据中一般有不少是重复或是无用的数据,此时需要对数据进行简单的预处理,使得不同来源的数据整合成一致且适合数据分析算法和工具读取的数据,然后将这些数据存到大型分布式数据库或者分布式存储集群中。数据预处理主要包括:数据清理(用来清除数据中的噪声,纠正不一致)、数据集成(将多个数据源合并成一个一致的数据存储)、数据归约(通过如聚集、删除冗余特征或聚类来降低数据的规模)与数据变换(把数据压缩到较小的区间,提高涉及距离度量挖掘算法的准确率和效率)。

2. 数据存储与管理

大数据时代给传统数据存储架构带来了一系列的冲击和挑战。仅从源数据采集和存储层面,就让仓储的构建者不得不面对两个问题:一是数据规模的急速增长;二是数据结构的复杂多样,包含结构化、半结构化和非结构化这 3 大类数据,其中又以半结构化与非结构化数据为主。

采用传统的大而全的存储架构不是解决大数据的最佳方案。目前,主流技术路线是让不同种类的数据存储在最适合他们的存储系统里,然后再将不同的数据类型进行融合,在融合的数据基础上做数据分析。其基本思想为:对非结构化数据,采用分布式文件系统进行存储;对结构松散无模式的半结构化数据,采用面向文档的分布式(Key/Value)存储引擎;对海量的结构化数据,采用 Shared-Nothing 的分布式并行数据库系统存储。最后再构建分布式数据库系统和分布式文件系统之间的连接器,使非结构化数据在处理成结构化信息后,能方便地和分布式数据库中的关系型数据快速融通,保证大数据分析的敏捷性。

3. 数据分析与挖掘

数据分析是整个大数据处理流程的核心。数据分析主要使用分布式数据库或分布式计算集群对其中存储的海量数据进行普通的统计分析,以满足最常见的分析需求。在这方面,一些实时性需求将使用 Oracle 的 Exadata、EMC 的 GreenPlum 和基于 MySQL 的列式存储 Infobright 等,而一些批处理需求可以使用 Hadoop。数据挖掘是指从大量的数据中通过算法搜索隐藏于数据中的信息的过程。数据挖掘可以视为机器学习与数据库的交叉,它主要利用机器学习界提供的算法来分析海量数据,利用数据库界提供的存储技术来管理海量数据。典型的机器学习和数据挖掘算法包括分类、聚类、回归分析和关联规则等。

4. 数据可视化

人们面对海量数据,有时难免显得无所适从。一方面,数据复杂繁多,各种不同类型的数据大量涌来,庞大的数据量已经大大超出了人们的处理能力,在日益紧张的工作中已经不允许人们在阅读和理解数据上花费大量时间。另一方面,人类大脑无法从堆积如山的数据中快速发现核心问题,必须有一种高效的方式来刻画和呈现数据所反映的本质问题。要解决这个问题,就需要数据可视化,它通过丰富的视觉效果,把数据以直观、生动、易理解的方式呈现给用户,可以有效提升数据分析的效率和效果。

5. 数据安全和隐私保护

近年来,数据泄露事件频发。2018 年 Facebook 数据泄露事件再次引爆人们对构建隐私数据保护体系和数据安全体系的迫切需求。数据安全技术种类繁多，主要包括身份认证技术、访问控制技术、入侵检测技术、防火墙技术和加密技术等。身份认证技术是通过对操作者身份信息的认证，确定操作者是否为非法入侵者，进而对网络数据进行保护。访问控制技术通常用于系统管理员控制用户对服务器、目录、文件等网络资源的访问。入侵检测技术属于主动防御技术中的一种，能够实现对网络病毒的有效防御与拦截，能够对信息数据形成有效保护。防火墙技术是通过在网络边界上建立相应的网络通信监控系统来隔离内部和外部网络，以阻挡来自外部的网络入侵。加密技术包括两个元素：算法和密钥。加密技术通过适当的密钥加密技术和管理机制来保证网络的信息安全。

数据水印技术可以有效地保护用户隐私，多用于多媒体数据的版权保护。数据水印技术是指将标识信息以难以察觉的方式嵌入数据载体内部且不影响其使用的方法。在进行用户隐私的保护中，我们应当充分使用保护技术，更好地顺应大数据背景发展的实际需要。在数据的整个生命周期中，使用信息过滤技术以及位置匿名技术等，对个人信息中的敏感部分加以保护，建立和完善数据信息保护系统。

三、大数据在医学领域的应用

大数据在各行各业都得到了广泛的应用。目前它在医学领域的应用主要包括流行病预测、智慧医疗、生物信息学等。

（一）流行病预测

大数据彻底颠覆了传统的流行疾病预测方式，它以搜索数据和地理位置信息数据为基础，分析不同时空尺度人口流动性、移动模式和参数，进一步结合病原学、人口统计学、地理、气象和人群移动迁徙、地域之间等因素和信息，建立流行病时空传播模型，分析流行病传播的时空路线和规律，从而对态势进行评估与预测。如谷歌采用大数据分析技术，开发了一个可以预测流感趋势的工具，在2009年，成功预测了美国冬季流行性感冒。受谷歌预测流感趋势的启发，我国政府相关部门也于2010年开始与百度等互联网巨头合作，希望借助于互联网公司收集的海量网民数据，进行大数据分析，实现流行病预警管理，从而为流行病的预防提供宝贵的缓冲时间。百度疾病预测就是具有代表性的互联网疾病预测服务。

大数据分析在应对新型冠状病毒感染的肺炎（COVID-19）方面发挥了重要作用。在先进的数据管理技术的支持下，医疗卫生专家可以实时跟踪疾病的传播情况，分析病原体在不同条件下的变异率以及对世界不同经济体的影响。例如，美国国家科学基金会资助的"利用大数据分析构建COVID-19传播模型"项目，通过分析不同来源的大量数据（如病历和患者个人行为）来分析COVID-19传播链，以阻止流行病的传播。华米科技通过智能手环和智能手表，从武汉所在的湖北省和邻近的安徽省收集了11.5万人的2676万条睡眠数据（包括静息心率），建立了流感预测模型。南开大学黄森忠教授及其团队定期对疫情数据进行统计分析和预测，为科学防疫提供数据支撑。

（二）智慧医疗

智慧医疗是通过打造健康档案区域医疗信息平台,利用最先进的物联网技术和大数据技术,实现医护人员、医疗服务提供商、保险公司等与患者之间的无缝智能互联,让患者体验一站式的医疗、护理与保险服务。随着医疗信息化的快速发展,智慧医疗便利了市民就医,提升了医疗服务的质量和患者满意度,正逐步走入并深刻改变着人们的生活。美国加利福尼亚州阿拉米达县的多家医院联合创建了一个名为 PreManage ED 的项目,利用 NoSQL 数据库实现县内医疗机构之间患者病历的实时共享,解决了非结构化和结构化医疗大数据互联互通的问题。我国广州、深圳、北京、成都与东莞等城市利用最先进的区块链、物联网、大数据和人工智能技术,通过打造健康档案区域医疗信息平台,建立了先进的智慧医疗在线系统。

斯坦福大学医学院的 Lloyd Minor 教授与其同事们从不同资源中获取了大量数据,包括电子医疗记录、全基因组序列、保险和医药记录、可穿戴式传感器和社会环境数据,建立了一个名为"和你一样的病人"的数据库系统。通过分析这些数据,医生和研究人员可更好地预测个人患特定疾病的概率,有针对性地制订早期检查和预防的方案。

网络公开数据显示,目前,我国医学影像数据的年增长率约为 30%,放射科医生人数的年增长率约为 4.1%。人工分析和存储图像需大量时间和成本,大数据与医学影像学结合,针对海量图像开发算法,以识别像素中的特定模式并将其转换为定量指标。这将大幅度提高医生的阅片效率与质量,以弥补放射医生增长率远低于影像数据增长率所带来的问题。

（三）生物信息学

在生物信息学方面,大数据使得人们可以利用先进的数据科学知识,更加深入地了解生物学过程、作物表型、疾病致病基因等。

通过医疗大数据平台的建设,可更便捷地对医院内积累的大量数据进行深度的分析挖掘,建立专项科研课题,进行回顾性或前瞻性科研分析;寻找体征、诊断、用药与治疗方式等的相关性,分析并优化医师的诊疗路径,形成更加科学的诊疗知识库,作为分级诊疗的基础。

医疗领域的大数据分析可以辅助新疗法和创新药的研发。通过描述性与规范性分析,结合实时数据、历史数据和预测指标,借助数据可视化分析技术,医药临床专家可以分析和确定临床试验中新疗法或新药的潜在优势和劣势。通过数据驱动的遗传信息分析和患者反应预测,大数据分析可以在突破性新药和前瞻性疗法的开发中发挥关键作用。例如,利用人工智能和物联网等大数据技术,医疗和生物制药行业可以在 COVID-19 疫情防控期间加快治疗药物和疫苗的研发进程。

不管是从国家和行业政策支持,还是从自身应用发展角度来讲,大数据技术必然会在医疗行业得到更加深入的应用,以提高临床效率、辅助诊疗决策、便于患者就医与科学管理决策等。

（程亚琼）

第二节 智能医学与物联网

物联网(internet of things,IoT)的概念由麻省理工学院专家于 1999 年提出,是一种基于网络通信、互联网应用、计算机技术、传感器技术、射频识别(radio frequency identification,RFID)与嵌入式技术的智能设备互联网络。中国对于物联网的定义为:通过信息传感设备,按照约定的协议,把任何物品与互联网连接起来,进行信息交换和通信,以实现智能化识别、跟踪、定位、监控和管理。在传统的互联网基础上,物联网将各类信息传感器设备与网络结合起来,实现任何时间,任何地点的人、机、物的互联互通,其独特的技术优势为医疗信息化、智慧化带来了新的发展机遇。

一、物联网体系结构与关键技术

如图 2-2-1 所示,物联网由感知、传输与处理三层体系构成,在感知层中通过射频识别、无线传感器以及自动定位等技术采集并识别物品的标识属性或周边环境信息,在传输层中利用无线网络通信技术将数据传输到统一的信息网络中,在处理层中基于人工智能、云计算、数据挖掘等智能处理技术分析物品相关信息并最终实现对智能设备的识别以及智能化决策控制。物联网包含了以下几类关键技术:传感器技术能探测感知外界信号、物理条件或化学组成,并将相关信息传递给其他设备,主要应用于微型感应芯片;射频识别技术可通过无线射频方式进行非接触的双向数据通信,读取电子标签或射频卡,以实现目标识别和数据交换,主要应用于条形码与二维码;无线网络技术包含了无线局域网与无线广域网互联技术,实现短距离信息采集和长距离信息传输;人工智能技术利用计算机模拟人的思维过程和智能行为,实现数据的智能分析与处理;云计算技术基于海量高性能服务器构成的云计算平台对大数据进行存储与计算。

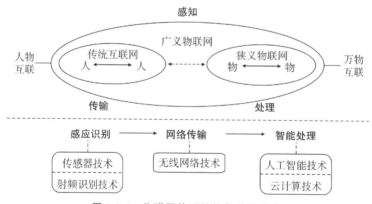

图 2-2-1 物联网体系结构与关键技术

二、物联网应用

（一）物联网在非医学领域的应用

物联网技术在非医学领域的应用十分广泛,如智能家居、智能交通与物流、智能金融、智能电网、智能军事、智能工业、智能农业、智能环境安全监测等领域。

1. 智能家居

智能家居是在互联网基础上实现家庭设备物联化与智能化的应用体现。该系统基于计算机、网络通信、智能云端控制、综合布线与医疗电子等技术,依照人体工程学原理,实现家庭设备的网络化综合智能控制和管理;提供家电控制、照明控制、电话远程控制、室内外遥控、防盗报警、环境监测、暖通控制、红外转发以及可编程定时控制等多种功能和手段。

2. 智能交通与物流

智能交通与物流可利用监控摄像头、测速器传感器、车载传感器与手机等设备基于射频识别与全球定位系统技术实现人与物的智能定位与监控,并通过无线移动通信技术实时传输信息至云计算中心进行大数据分析,根据分析结果实现供需关系与仓储管理的智能调度或行程规划,常见应用有共享单车、滴滴快车、货拉拉、顺丰快递、交通监管、路线导航等。

3. 智能金融

智能金融以物联网、人工智能、大数据、云计算、区块链等高新科技为核心要素,将物品属性和价值属性有机融合,通过物品网络化与价值数字化实现了金融服务的智能化和个性化,目前最典型的应用就是微信、支付宝等无纸化支付。

4. 智能电网

智能电网是一种具备智能判断与自适应调节能力的智能化网络电力管理系统,利用传感器技术全方位提高电力传输各环节的信息感知深度和广度,可实现多能源统一入网与分布式管理。该系统通过终端传感器在客户与客户、客户与电网公司之间构建实时网络互动,运用智能系统实现电网自愈与激励、按需保量提供电能、兼容不同供电模式、实现电力市场以及资产的优化高效运行,从而整体提高电网运行的综合效率与用户满意度。在智能电网的物联网体系中:感知层通过无线传感网络、射频识别等技术手段实现对电网各应用环节相关信息的采集;网络层则以电力光纤网、电力线载波通信网和无线宽带网为载体实现感知层各类电力系统信息的广域或局域信息传输;应用服务层运用智能计算、模式识别等技术对电网信息进行综合分析和处理以实现智能化的决策、控制和服务,从而提升电网各个应用环节的智能化水平。

5. 智能农业

智能农业系统基于室外环境监测气象站、太阳能风吸式杀虫灯、智能虫情监测软件、智能水肥一体机、土壤监测站、病虫害环境监测器等智能农业设备进行环境实时监控与作物数据采集,运用专业的物联网平台对监测数据进行数据挖掘、整理与甄别以构建相关数据库,采用人工智能等智能算法分析数据,以可视化形式展示分析结果,最终定制各种智能种植与浇灌等培育方案。

6. 智能工业

物联网技术是第四次工业革命的核心技术之一,促使自动化制造进一步向智能制造升华,推动了智能工业的发展。智能工业基于传感设备监控生产全流程并追溯各环节信息,构造由智能机器人和专家共同组成的人机交互、协同合作的智能化工业制造系统,集自动化、集成化、网络化和智能化于一身。在产品信息化领域中,智能化工业制造系统将信息技术物化于产品中,生产如智能汽车的车载空调、监控设备、车载导航设备与各种智能家电自动监控与执行设备等;在生产制造领域中,智能化工业制造系统可进行生产过程监控、参数实时采集、设备自动运行与产品质量监测等,实现生产智能化和管控一体化;在经营管理领域中,智能化工业制造系统通过智能化运输和仓储管理可有效提升工业物流效率并降低库存成本;此外,通过监控各种关键指标和参数实现智能调控参与报警,智能工业系统可提升节能减排和安全生产效率。

7. 智能环境监测

智能环境监测系统利用物联网技术实时监测环境中危害物质的排放量、含量以及各种环境状态下的环境物质参数,以跟踪环境变化,实现预防减灾,提高人类对环境与污染的管理能力,目前已广泛部署于大气、海洋环境、工业污染物排放、火山活动等监测中。

8. 智能军事

智能军事系统是物联网技术在现代战争中的一种高科技应用,主要体现在战场决策、后勤保障与战斗保障等方面。在战场决策过程中,物联网技术令战场内部每个实体都可成为"移动感知平台",帮助指挥员掌控战场态势以提高决策效率;在后勤保障过程中,物联网技术基于嵌入于装备和武器平台的信息传感网络实时获取战场后勤需求,通过存储仓库的智能化管理精准控制后勤保障体系;在战斗保障过程中,物联网的接入使得战场环境更透明,即使在夜间也可以精确区分敌我,并可实时监测伤员状态提供及时救治。

(二)物联网在医学领域的应用

物联网技术已广泛部署于智能医学各领域,如图 2-2-2 所示。在医疗数字化管理方面,物联网利用射频识别技术进行医疗器械、药品、患者的流动全程监控,应用于设备防伪、能耗监测、药品管理、血液管理、医疗垃圾处理、患者信息管理等领域,如新型冠状病毒感染的肺炎疫情(简称新冠肺炎疫情)防控下的核酸检测身份标记、检测试管废弃处理与健康码识别等。在远程医疗服务方面,物联网基于监控仪器、可穿戴式设备和高速网络通信技术,协助医生对病人进行远程会诊或操纵手术臂实施远程线上手术,协助护士远程实时监控病患体征与状态,采集病人电子信息以构建大健康数据库。智能仿生器官与可穿戴式设备是物联网技术在智能医学上的另一重要应用,可提供病人生理支撑或状态监测服务;相对于可穿戴式设备,仿生器官完全或半嵌入于人体内部,需进一步考虑生物学机制和仿生学原理。此外,其他智能辅助医疗仪器如手术臂、轮椅等,可利用物联网技术进行遥控操纵。

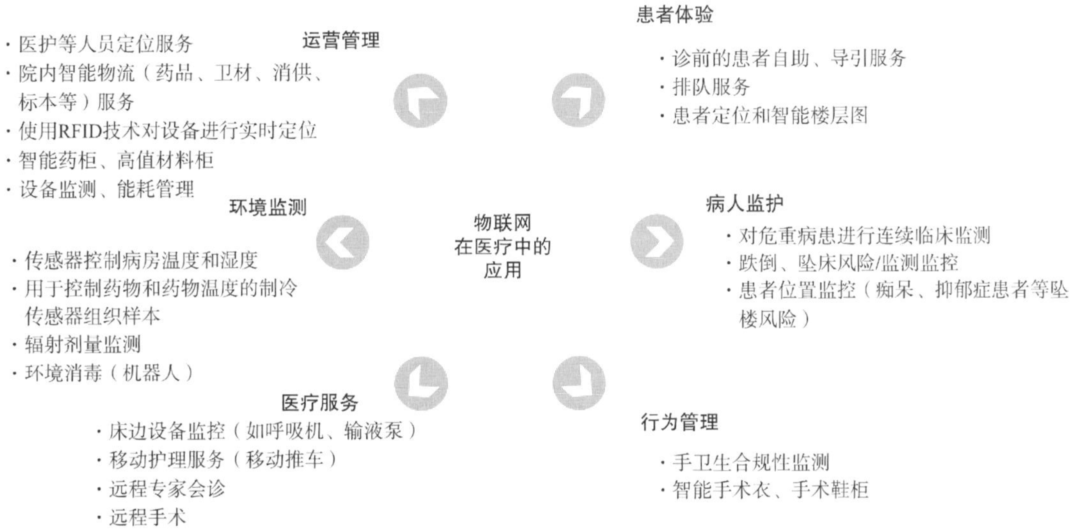

运营管理

· 医护等人员定位服务
· 院内智能物流（药品、卫材、消供、标本等）服务
· 使用 RFID 技术对设备进行实时定位
· 智能药柜、高值材料柜
· 设备监测、能耗管理

患者体验

· 诊前的患者自助、导引服务
· 排队服务
· 患者定位和智能楼层图

环境监测

· 传感器控制病房温度和湿度
· 用于控制药物和药物温度的制冷传感器组织样本
· 辐射剂量监测
· 环境消毒（机器人）

物联网在医疗中的应用

病人监护

· 对危重病患进行连续临床监测
· 跌倒、坠床风险/监测监控
· 患者位置监控（痴呆、抑郁症患者等坠楼风险）

医疗服务

· 床边设备监控（如呼吸机、输液泵）
· 移动护理服务（移动推车）
· 远程专家会诊
· 远程手术

行为管理

· 手卫生合规性监测
· 智能手术衣、手术鞋柜

图 2-2-2　物联网在医学领域的应用

随着物联网与医疗信息系统的对接与发展，智慧医院的建设正在全国逐步普及，但目前依然存在几个显著问题：医疗信息化程度受信息孤岛（如不同医院诊所采用不同的信息管理系统与隐私伦理政策）问题影响较大；医疗影像等医学大数据存储容量大在一定程度上影响信息化的推广；远程医疗服务受网络通信质量和基站覆盖范围影响大，在部分县、乡、偏远山村等信号覆盖质量不好的地域难以实施；医疗可穿戴式设备和仿生器官的普及受设备元件制造成本制约。

三、物联网存在问题与发展展望

当前物联网依然存在以下几个主要问题：多个现存国际标准导致信息跨国传输不兼容；不同厂商生产的不同标准接口的物联设备使得传感对接存在挑战；以无线通信为主的传输模式导致信号暴露在外存在安全性问题；激增的设备数量导致 IP 地址库存急剧耗尽，IPv6（互联网协议第 6 版）的推广迫在眉睫。未来物联网将以统一国际传输与生产标准，提高无线通信安全性，推广、普及 IPv6 为主要发展方向。

（李宏林，于丹宁）

第三节　智能医学与区块链

从 2016 年国务院印发《"十三五"国家信息化规划》，到 2021 年中国信息通信研究院发布《区块链白皮书（2021 年）》，区块链已由最初金融行业谨慎研究的课题，变成了各个行业广泛讨论的热点。

一、区块链的概念与发展历程

区块链作为一个独立技术方向出现的历史并不长,有记载最早的区块链应用是由神秘人物"中本聪"在 2009 年提出的比特币。"中本聪"基于点对点通信网络构建出一个基于共享账本的虚拟货币体系,实现了一个基于工作量证明的共识算法。

(一)区块链的概念

根据美国国家标准与技术研究院于 2018 年 1 月发布的技术报告《区块链技术概览》,区块链本质上是一个分布式数字账本,它把加密签名后的交易信息以区块的形式进行存储。维基百科从词源的角度认为,区块链来源于"区块"与"链"两个词。区块链实际上是一个持续增长的区块列表,并将这些加密的区块链接起来。

目前对于区块链的定义尚未达成共识。狭义的区块链技术是指将数据区块按时间顺序以链式结构排列,并以加密方式保证的不可篡改和不可伪造的去中心化共享总账,能够安全存储简单的、有先后关系且能在系统内验证的数据。广义的区块链技术是指利用分布式节点与共识算法生成和更新数据、利用链式区块结构验证和存储数据、利用智能合约编程和操作数据的一种去中心化基础架构与分布式计算范式。

我们可将区块链想象成一个公共账本,在这个系统中每个账户的每一笔消费记录都会被写入这个账本中,任何人都可以查看账本上的每一笔消费记录。任何人都可以架设自己的服务器作为一个节点接入区块链中,并且在本地维护一个数据库的拷贝。同时,区块链中的所有节点之间是同步的,即每当一个节点对其本地的数据库的拷贝做出任何修改之后,都会在整个系统中进行广播同步,最后所有节点都会同步对数据库作出修改,保证区块链中各个节点的数据库一致性,如图 2-3-1 所示。

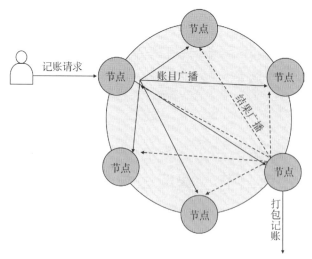

图 2-3-1 公共账本示意

(二)区块链的发展历程

自比特币问世以来,比特币的底层技术——区块链技术也在不断地发展,根据区块链的发展演化,区块链技术大致可分为 3 个阶段。

1. 区块链 1.0

以比特币为代表,区块链 1.0 阶段实现了可编程货币阶段。应用区块链技术,互不信任的双方在没有权威机构介入的情况下,也可直接使用数字货币进行交易。比特币之后在互联网上流通的数字货币还有以太币、以太坊、ZEC 币、狗狗币、莱特币、比特股、瑞波币等。毫无障碍的跨国支付、随时随地的货币交易与去中心化的数字支付等特点使数字货币对传统金融体系造成了强烈的冲击。

2. 区块链 2.0

以以太坊为代表,区块链 2.0 阶段实现了可编程金融阶段。受比特币交易启发,人们尝试将"智能合约"的理念加入区块链中,将其应用到包括股票、清算、私募股权等其他的金融领域。以太坊可实现在区块链上管理合约双(多)方协议。智能合约以一种不改变开放协议、不存在所有权争议的方式来对有关合同日期、价格等方面的事件进行管理。区块链技术的应用使金融业有望摆脱标准不统一、复杂流程、人工清算等带来的低效和高成本,使传统金融业发生颠覆性改变。

3. 区块链 3.0

以 EOS(商用分布式设计区块链操作系统)为代表,区块链 3.0 阶段实现了可编程社会阶段。人们根据区块链的技术特点,将其应用于人类生活有需求的任何领域,如根据区块链匿名性特点将其应用在匿名投票领域,根据区块链可溯源特点将其应用在供应链、物流等领域。这一阶段,人们尝试用区块链颠覆互联网的最底层协议,让整个社会进入智能互联时代,形成可编程社会。

二、区块链的技术原理

随着虚拟数字货币的迅猛发展,以比特币为底层支撑技术的区块链技术也受到人们的广泛关注。

(一)区块链的工作原理

根据自身特点与不同的应用场景,区块链按准入机制可以分为 3 类:公有链、联盟链与私有链。

1. 公有链

公有链是完全意义上的去中心化区块链。在公有链中,任意节点均可自由地接入或退出,参与链上数据的读写、执行交易,还可参与网络中共识达成的过程,而不需要任何人授权或给予权限。全部节点通过共识机制对新区块的产生及交易记录达成一致。当前最典型的应用有比特币(bitcoin)与以太坊(ethereum)等。因其完全去中心化与面向大众的特性,公有链常用于"虚拟数字货币"、金融服务与电子商务等。

2. 联盟链

联盟链不是完全去中心化,而是一种部分去中心化或者说多中心化的区块链。联盟链针对某些特定群体或机构,只允许授权节点接入网络,使数据整体可控,在一定程度上避免了数据泄露并兼顾数据的多方维护。在联盟链中,记账节点有记账权,负责打包交易以及产生新区块;普通节点没有记账权,只负责产生交易和查询交易。这样设置可避免由工作量证明共识所带来的计算、存储与电力资源浪费。联盟链常应用于彼此已具有一定信任度的群体或机构。目前,全球主要的联盟链平台有 Hyperledger Fabric、FISCO BCOS、企业以太坊联盟(EEA)、R3 区块链联盟的 Corda、蚂蚁开放联盟链、微软的 Coco,其中影响力较大的是 Hyperledger Fabric。

3. 私有链

与公有链完全开放不同,加入私有链资质要求较严格,需得到相关组织或者个人的授权。在私有链中,各节点的写入权由内部控制,而读取权视需求有选择性地对外开放。因无须对节点进行安全检查,链上交易的处理速度非常快。因私有链用户读取数据权限受限,交易参与者很难公开地获得私有链上的数据,从而保障了数据的安全。私有链牺牲了去中心化,保证了链条运行的高效和安全,主要用于企业绩效,应用场景包括数据库管理、审计、内部激励等。私有链在某些特殊行业也有应用,如央行应用私有链技术发行数字货币。

(二)区块链的核心技术

区块链的核心技术主要有 5 个部分,分别是分布式存储、加密技术、对等网络(P2P)技术、共识机制与智能合约。

1. 分布式存储

分布式存储是一种去中心化数据存储技术,通过资源虚拟化、跨节点保护与负载均衡等技术,将数据分散存储在网络中各个角落。它并不是将数据完整地存放在每台电脑,而是先把数据切割再存放在不同的电脑里。这些分散的存储资源构成一个虚拟的存储设备,人人可以参与,并具有相同的权力,一起记录数据。分布式存储具有高安全性、高性能、高可靠与高灵活性等优点。

2. 加密技术

区块链使用非对称加密技术实现安全通信。非对称加密指的是加解密消息使用公钥和私钥。公钥对外公开,消息发送者使用对方的公钥加密消息,生成密文,防止消息泄漏和被篡改;私钥不公开,消息接收者使用自己的私钥解密密文,生成明文。具体而言,在传输区块链信息的过程中,接收方使用发送方的公钥确认发送方的身份,使用私钥对密文解密。公私钥保障了信息的完整性、一致性、安全性和不可篡改性。除了非对称加密算法之外,在密码学技术里,还有非对称的数字签名技术、保证数据唯一性的哈希技术、保护信息传递双方敏感信息的隐私保护技术和包括防攻击、身份认证、授权等在内的安全技术。

3. P2P 网络技术

P2P 通信及其协议是实现去中心化网络通信的核心技术。在区块链网络中，中心服务器的概念被弱化，通信双方不需要中心服务器转发消息。每个区块链节点既是客户端又是服务端。它们可以直接通信而不必通过服务器中转：从一个节点上发出的信息经过验证会被发送到相邻节点，而收到消息的节点又会将消息发送到其他的相邻节点，最终网络中的所有节点都能收到消息，从而实现用户与用户之间资源的直接分享与利用。因此，P2P 网络技术就是一个对等、高效的传输协议。成千上万个消息节点都处于对等的地位，并且可以自由进入和退出网络系统。

4. 共识机制

共识机制指的是在分布式系统中，互不信任的节点一起工作，根据某种规则达成信任关系并保障系统整体一致性和持续性，这种规则可以抽象成共识过程。就区块链而言，共识机制是指以去中心化的方式就网络的状态达成统一协议的过程。常见共识机制有：工作量证明 PoW(proof of work)、权益证明 PoS(proof of stake)、股份授权证明 DPoS(delegated proof of stake)、实用拜占庭容错 PBFT(practical byzantine fault tolerance)等。

5. 智能合约

"智能合约"这一术语由法律学者尼克·萨博于 1994 年首次提出。他认为智能合约是一个以数字形式规定的承诺，包括合约参与方在承诺中可以执行的协议。随着区块链技术的发展，智能合约的概念转换为发生在区块链或分布式账本上的通用计算，它的本质是将传统合约转换成可以自动执行的程序。在创建合约之初，参与方就合约内容进行协商，为合约定义了一套行为规则，通过规则的触发产生不同的结果。在规则确定之后，由开发人员为规则编程，在通过测试后得到逻辑与原合约规则一致的代码，最后将合约发布至区块链。在合约发布之后，用户可以通过触发预设事件来完成合约的调用，而当合约不再被需要时则由合约的部署者通过调用合约函数来完成合约的自毁。

(三)区块链的特征

与传统中心化数据库相比，区块链通过加密、对等网络通信、智能合约和共识机制等技术，使其具有去中心化、公开透明、不可篡改和隐私匿名等特征。

1. 去中心化

区块链数据的产生、存储、传输、验证和维护等过程都在分布式的系统中完成。系统中所有的节点具有同等的权利和义务，不依赖于中心化设施，节点之间的信任关系以纯数学方式建立。去中心化的信任机制可以让人们在没有中心化机构的情况下达成信任和共识。不同架构，去中心化的程度不同。在不同的应用场景中，去中心化又可分为完全去中心、弱中心和多中心。公有链是一个对所有互联网用户都开放的去中心化分布式账本，比如比特币、以太坊，都是完全去中心化的公有链架构。但是在某些场景中，比如银行之间的支付交易、跨境支付交易等，实际上是几个银行之间构建一个联盟链，是一种介于公有链和私有链之间的账本结构，属于部分去中心化。再比如，在企业内部搭建的私有链中，区块链的共识机制、验证、读取等行为都由一个实体控制，只对实体内部开放，这种架构的中心化程度就是偏高的。

2. 公开透明

区块链的公开透明指的是交易关联方共享数据、共同维护一个分布式账本。因为账本的分布式共享、数据的分布式存储与交易的分布式记录，每个人都可以参与到这种分布式记账体系中，账本上的交易信息也对所有人公开，任何人都可以通过公开的接口对区块链上的数据进行检查、审计和追溯。也正是因为区块链分布式共享账本的高透明性，所有关联方都可以确信链上数据库中的信息没被篡改，且不可篡改。交易数据随时可见、可追溯，实现了公众对操作行为合规性的共同监管。

3. 不可篡改

区块链是一种用链来链接的密码学技术，其中的哈希算法，可以保证任何交易都不可篡改，因为一旦修改，整个链条都会变化。在区块链上，各个节点都保存有一份账本的信息，最后所有的节点都要承认最长的链作为账本的最终状态，即一个又一个新产生的区块在经过验证后，会不断链接到现有区块链链条的末端，每个节点也都将拥有一份完整的账本副本。因为链上每个节点的交易信息都要通过交易发起者的私钥签名，所以这个交易无法伪造，交易信息上链之后，除非所有人公认，或者同时控制住系统中超过 51% 的节点，否则单个节点对数据库的修改是无效的，这保障了区块链信息的不可篡改性。

4. 隐私匿名

隐私匿名是指区块链可以根据不同的应用场景，利用密码学的隐私保护机制来保护交易人的隐私信息，交易者的身份在参与交易的整个过程中不被公开，第三方或者无关方无法查看交易人身份和交易细节。区块链技术通过使用密码学的隐私保护机制解决了节点间的信任问题。因为节点之间的信息交换可以遵循固定的算法，并且区块链中的程序规则会在数据进行交互活动时自行判断活动的有效性，所以链上的数据存储和交互可以匿名进行，不必基于地址和个人身份。无须通过公开身份的方式即可让对方对自己产生信任，对信用的累积非常有帮助。

对于技术人员来说，区块链实际上是一个全新的、开放的平台。这个平台，强调开放、共赢、创新，按贡献来获取激励，大家都是按照共识来发展。所以，区块链平台里面大部分都是开源的平台，这些平台并没有属于某一家公司。

三、区块链技术在医疗行业中的应用

医疗数据安全问题一直存在，医疗信息具有特殊性和私密性，一旦泄露便会给医院和病人带来困扰，不法分子便能通过这些信息谋求利益。区块链具有不可篡改的特性，采用加密的分布式数据存储，大大地提高了数据的安全性。例如：基于区块链的安全储存探索医疗健康数据的存储与授权共享；基于区块链的不可篡改特性探索药品防伪等。在现阶段，对于医疗区块链的发展，很多业内专业人士对其持乐观态度，有观点认为区块链与医疗的结合能克服健康行业创新瓶颈，使得数字医疗迈上新台阶。

(一)医疗数据存储与共享

一直以来,患者医疗数据的高度分散在一定程度上增加了医疗服务的成本。一旦医院的办公系统被侵入,患者数据隐私被侵犯,就会引发数据安全问题。现有的互联网技术可能不足以确保医疗领域的数据和信息安全,而区块链技术的安全性可以保证患者的健康信息不被泄露并将其安全储存。对于医疗机构和研究人员来说,他们则希望共享更多的数据以支持决策制定和科学研究。此外,保险公司也希望能够更便捷准确地得到相关数据,以提升支付效率,减少不必要的花费。

目前,有许多基于区块链技术的医疗数据安全存储与共享方案相继面市,如图 2-3-2所示。利用区块链技术可以安全地保存个人医疗信息,让患者拥有个人完整病历的历史数据库,掌握自己的就医信息区块链,同时可以解决各个医院医疗数据不互通等问题,防止数据被伪造更改。这种基于区块链技术的数据存储方式不仅有利于保护患者隐私,同时也有助于实现医疗去中心化和信息共享。依托"芯片＋云＋链"的整体架构,打造基于区块链技术的医疗科研数据共享平台,实现医疗领域在隐私安全、数据共享等方面的突破。平台可基于患者的基本健康信息,提供医疗救助诊断和患者健康档案管理等扩展功能,最终更好地帮助患者实现自身健康管理,减少重复诊断导致的高额医疗费用支出。

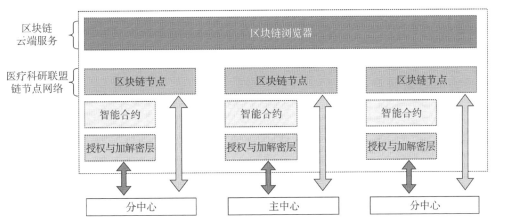

图 2-3-2　基于区块链技术的医疗科研数据共享平台

(二)药品防伪溯源

药品安全作为民生建设的基础工程,关系着人民群众的身体健康和生命安全。在出现药品安全问题时,药品防伪溯源系统可对药品信息进行追踪溯源。封啸等人通过对参与制造、物流、销售三个流程的供应链参与方进行药品信息采集,利用区块链特有的去中心化特性,建立医药溯源体系。2017 年 5 月,美国基因泰克公司联合瑞辉等众多企业创办 Mediledger 项目。该项目以区块链的去中心化技术吸引药品供应链中的制药企业、各级分销商、销售终端等机构加入,通过令各参与方将药品信息上传至区块链中存储的方式,实现了药品供应链中各项信息的全程可追溯。2019 年 6 月,美国食品药品监督管理局联合 IBM、沃尔玛、毕马威、默克四家公司推出以区块链技术为核心建立的药品供应链管理系统,用于实现处方药和疫苗的追踪溯源。将区块链技术用于药品溯源体系,解决了传统药品防伪溯源系统的中心化存储带来的数据易被篡改、难以监管等诸多问题。

(三)基因诊疗

区块链技术可用于开发 DNA 信息存储数据库,存储加密的基因和医疗数据,这样在保证 DNA 信息存储的同时也保证了私人信息的安全。这种利用 DNA 信息获取登录和查看个人健康信息的方式,可以更方便地共享基因信息,方便生物医药企业进行数据采集,提高研发效率。整个人类基因测序需要全球资源合作,而区块链的去中心化特性对于基因数据库的采集具有天然优势。

基于区块链技术建立的大规模安全数据库与强大的计算能力,使得区块链技术在基因诊断领域成为工业化基因测序的技术基础。这样,区块链 DNA 测序技术将会使测序速度大大提升,最终造福人类。

GeneData 成立了一个使用区块链技术的企业,使基因组数据可以存储和受到保护,同时授权科学家获得基因组研究所需的数据。GeneData 认为,区块链技术能够为基因组学科带来重大改革。利用区块链技术的基因检测,可以使患者获得更精准的治疗方案。患者可以将他们的基因组数据免费存储在"基因链"上。在"基因链"上,基因组是加密并且无法破解的,基因组所有者还可以根据自身意愿为他们的医师提供限时密钥,这样一来,实现基于基因的精准医疗将成为可能。

(四)临床试验研究

在临床试验研究和健康管理的医疗创新研究上,区块链技术可以提高临床研究对象和研究者之间的有效沟通与协作。据统计,当前的临床试验研究中有一半的结果未被报告。通过使用带时间戳的实验记录和实验结果,区块链技术可以解决临床试验中存在的选择性报告和不真实结果,从而减少学术不端的发生。纳米全球(Nano Global)公司已宣布,其将基于区块链技术开发一种系统芯片,由此来分析分子数据,并帮助整个医学领域识别超级细菌。区块链技术预期可以通过专业识别软件识别病原体分子结构,由此可以降低病原体和其他生物对人体的健康威胁,此项技术可能会对超级细菌和其他传染病以及癌症的研究和治疗具有积极意义。

(五)医药支付和理赔

随着人类社会的不断发展,许多疾病的发生率大幅增加,全球医疗经济支出以及由此引发的医疗经济纠纷也越来越多。区块链的发展可能会在医疗支付账单和医疗纠纷索赔的透明度方面发挥积极作用。资料显示,利用区块链技术设计医疗支付平台,可以帮助患者提前了解住院费用和剩余金额,也可以选择合适的药物进行治疗。该平台基于多家医院共享的信息,为患者提供医疗信息咨询和预付费服务。因此,在医疗纠纷得到解决后,患者对医疗费用的预估会更加准确,并能得到相对合理的补偿,对于保障患者权益,实现个性化服务具有重要意义。

（程亚琼）

·+·

第四节　智能医学与智能算法

·+·

　　机器学习是人工智能的核心技术,属于方法研究领域,包含了大量智能算法。相较于传统的统计学算法,智能算法依据实际数据特征而非数据前提假设建立模型,并在建模过程中自动学习改进。智能算法的简单分类如图 2-4-1 所示。

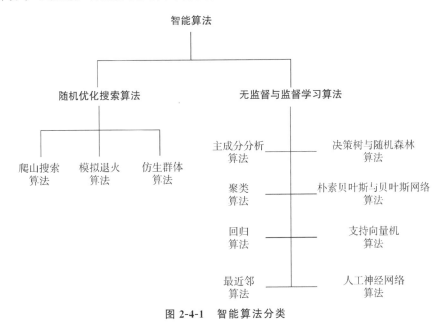

图 2-4-1　智能算法分类

一、智能算法

(一)随机优化搜索算法

　　随机优化搜索算法主要是通过随机算子迭代寻优,在搜索过程中基于获取的启发式信息,不断优化搜索进程直至收敛至最优解决方案。

1. 爬山搜索算法

　　爬山搜索算法是一种基于梯度下降算法原理来实现局部择优的贪心搜索算法。该算法通过每次试探,将当前节点与周围节点相比较,选择最高的节点作为下一位置,重复循环此过程直至到达最高点,缺点是容易陷入局部最优解而非找到全局最优解。

2. 模拟退火算法

相对于爬山搜索算法,模拟退火算法基于热力学分子运动原理(即前期允许运动突变而后期逐渐趋于平稳)可避免陷入局部最优解而最终趋于全局最优解。

3. 仿生群体算法

仿生群体算法将自然界生物群体进化行为视为对某个目标函数的全局优化,是一种随机搜索优化技术,也称为仿生计算、进化计算或群体计算,常见的有遗传算法与群智能算法等。

遗传算法是模拟生物进化、自然选择过程与机制求解问题的自适应全局优化概率搜索算法,通过遗传操作(繁殖、变异、竞争和选择)不断迭代产生下一代(下一次解)直至演化出最优代(最优解)。

群智能算法模拟了昆虫、兽群、鸟群和鱼群等无/低智能主体基于合作表现出智能行为的特性。在群体运动中,个体行为构成并支配群体行为,群体中的每个成员通过学习它自身和其他成员的经验,不断优化搜索的方向并对问题进行分布式协同求解;同时,群体行为影响并改变个体自身行为。常见的群智能算法有蚁群算法和粒子群算法等:蚁群算法基于蚁群的协作、自适应与正反馈机制,利用群体蚂蚁寻找食物释放的信息素浓度搜索最优路径;粒子群算法如鸟群或鱼群算法,从随机解出发,在解空间追随当前最优值以迭代寻找全局或局部最优解,并基于适应度评价解的品质。

(二)无监督与监督学习算法

无监督算法的训练数据不进行标签标注,有监督算法的训练数据则须预先进行标签标注,仅部分训练数据须标注标签的称为半监督算法。无监督与监督学习算法包含了当前应用最广泛的机器学习算法,如主成分分析算法、聚类算法、回归算法、最近邻算法、决策树与随机森林算法、朴素贝叶斯与贝叶斯网络算法、支持向量机算法、人工神经网络算法等,被广泛部署于各种分类回归问题。

1. 主成分分析算法

主成分分析是一种无监督学习方法,通过正交变换将一组可能线性相关的特征量转换为一组线性不相关的特征量,转换后的特征量称为主成分。该方法可用于对原始特征进行降维处理并生成更具有表征性的新特征。

2. 聚类算法

聚类算法主要包含了 K-means、DBSCAN、Mean-shift、AGNES 四类算法,属于无监督学习方法,基于数据的相似性自动归类。K-means 算法是一种基于距离的聚类算法,以距离指标作为衡量数据对象间相似度的指标,通过迭代处理不断优化各类别中心直至收敛。DBSCAN 算法是一种基于密度的聚类算法,根据预先划分范围内的数据分布确定数据归属类别。Mean-shift 算法也是一种基于密度的聚类算法,将质心偏移过程中的点逐渐归入相应类别直至质心稳定。AGNES 算法是一种基于距离的聚类算法,将数据基于距离投影到树状图,根据树状图坐标系的距离临界值对联结点进行聚类处理。

3. 回归算法

回归算法基于观察数据和数理统计方法构建变量与因变量之间的线性或非线性模型，通过学习得到模型参数，并将模型应用于预测或分类。回归算法通常采用给定的函数值与模型预测值之差的最小平方和计算损失值，并使用最小二乘法和梯度下降法来计算最终的拟合参数。

4. 最近邻算法

最近邻算法是一种基本的分类与回归方法。在分类问题上，该算法将测试样本归属至预设距离阈值范围内包含点数最多的类别；在回归问题上，该算法取预设距离阈值范围内包含点数最多的类别的点均值作为测试样本点的预测值。

5. 决策树与随机森林算法

决策树是一种基于一系列规则对数据进行分类的监督学习方法，主要包含了 CLS (concept learning system)、ID3、C4.5 与 CART(classification and regression tree)算法，其核心在于选择最优划分属性并尽可能在较短路径中完成分类预测或回归计算，可分为分类树和回归树两类。在决策树中，根节点和中间节点存放的是分类属性，叶节点对应并存放分类标签或预测数值，从根节点到叶节点的每一条路径对应一条规则。随机森林 (random forest，RF)是集成多个决策树的算法，通过多决策树投票基于少数服从多数策略解决分类问题；通过取多决策树回归结果的平均值解决回归问题。相对决策树算法，随机森林算法的优点是分类结果更准确，缺点是可解释性不高。

6. 朴素贝叶斯与贝叶斯网络算法

朴素贝叶斯(naive Bayes，NB)算法基于古典数学理论，通过先验概率和后验概率的集成使用，既避免了只使用先验概率的主观偏见，也避免了单独使用样本信息的过拟合现象，拥有较稳定的分类效率。该算法的朴素两字缘于数据集的属性之间相互独立的假设，若该假设不成立则会在一定程度上影响算法的分类准确率，而现实中数据集的属性之间往往相互关联，在不少场景应用中该假设并不能绝对成立。贝叶斯网络是朴素贝叶斯方法的进一步拓展，是目前实行不确定知识表达和推理领域的重要方法之一，其结构是一个有向无环图，由代表变量节点及连接这些节点的有向边构成。贝叶斯网络假定每个属性都可以依赖于其他多个属性，其依赖性程度通过属性与属性连接边的条件概率表征，有效地解决了朴素贝叶斯算法假设不成立的问题。

7. 支持向量机算法

支持向量机(support vector machine，SVM)算法是一类按监督学习方式对数据进行二元或多元分类的算法，通过引入不同核函数可以优化加速高维向量的非线性分类，其应用仅次于人工神经网络，其优点在于对样本数据量要求不高且具有较强的稳定性。

SVM 算法核心在于通过线性或非线性分界线或分类超平面对数据进行类型划分，因此只需重点分析位于分界线或分类超平面上的点(支持向量)，有效降低了运算量。此外，基于样本特征利用适当的核函数构造分类线/分类超平面是其另一研究重点，优秀的 SVM 分类器应让分界线/分类超平面与最接近其边界的不同类别样本之间有足够的距离，并尽量避免个别异常点对间隔距离的影响。

8. 人工神经网络算法

人工神经网络基于联结主义模拟人脑机制(智能蕴含于大脑皮层,大脑皮层由大量非线性神经元互联形成,其认知由简单到复杂逐层深化),类人脑神经网络的并行处理的深层神经网络具有更好的认知与感知处理能力。人工神经网络主要有纠错学习和竞争学习两种模式:纠错学习是一种有监督的学习过程,在基于线性权重相乘方法与非线性激活函数的前向传播过程中利用神经网络的期望输出与实际输出之间的偏差调整连接权值,在基于梯度下降算法和链式法则方法的逆向传播过程中通过训练逐渐减少偏差直至收敛;竞争学习的原则是,网络中各组神经元相互竞争对外界刺激模式的响应,各组神经元的连接权重会向着对这一刺激模式竞争更为有利的方向调整。

作为当前应用最广泛的智能学习算法,深度学习的基本处理步骤是,对人工神经网络模型输入大数据,通过大数据训练完成模型参数调整并发现规则,基于规则输出辅助决策。深度学习神经网络包含了诸多模型,如专注于分析处理图像的卷积神经网络(CNN)、适用于处理视频和语言等具有上下文关联信息的循环神经网络(RNN)、集成了生成器与辨识器进行竞争式学习的生成对抗网络(GAN)以及基于竞争学习原理的自组织映射神经网络(SOM)。

强化学习是除深度学习以外的另一种重要的神经网络学习方法,该方法基于智能体与环境的交互反馈信息构建学习策略,以达成回报最大化或实现特定目标。相对于深度学习,强化学习的优点在于仅基于特定规则与反馈信息而不需要大数据即可完成自适应训练,在具有明确规则的应用如围棋博弈上,其学习效率与应用效果已经超越了深度学习;缺点是现实世界中绝大多数事件并没有具体完整的规则,因此其发展方向是令计算机在现实环境中自主搜索信息构建规则,并依据规则完成自适应训练。

二、智能算法在医学中的应用

在智能医学应用上,智能算法是自动辅助处理与分析的重要手段,尤其在医学自然语言分析与视觉领域,其主要步骤为:对大量医疗数据进行数据分析,探究各种医学指标之间的关系,通过训练后的模型来预测并辅助诊断疾病以及进行健康管理和医药研发等。

蚁群、遗传、退火算法作为启发式随机优化搜索算法,可应用于图像分割、图像特征提取、图像匹配与检索以及蛋白质折叠等领域。监督与非监督学习算法则已广泛应用于各领域中。贝叶斯网络是一种基于概率推理的图形化网络,常用于医疗诊断和治疗规划,实现疾病的预后评估和早期预防等。SVM算法具有较高的敏感性和特异性,相对于需要大样本的深度学习人工神经网络,该算法仅需小样本和适当的核函数即可解决非线性及高维模式识别问题,可基于不同类型病症数据、不同医学影像图片、心脑电图记录与医学文献等内容进行医学信息分析与识别。集成了多个决策树并采用投票机制的随机森林则具有速度快、精度高等优势,在基因预筛与分类、蛋白质作用位点预测与判断、肿瘤特征标记与癌诊断、药物检测与预测、图像分割等方面均有应用,与神经网络相比可以更好地解决统计方法对假设较强的要求。

随着互联网大数据时代的发展,大量高质量样本不断涌现,人工神经网络拥有了海量训练样本,同时,硬件技术的飞速提升,使得人工神经网络得以实现深层结构。基于人工神经网络的深度学习网络已经成为当前智能算法的主流,广泛部署于临床疾病、波形分析、影像处理等智能医疗领域。未来深度学习网络的主要发展方向为:消除信息孤岛以获取优质大数据,优化网络模型结构和参数以提高分析预测准确率,设计不同损失函数以适应不同应用等。

(李宏林,于丹宁)

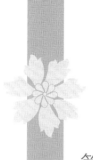

第三章 | 智能医学影像

第一节 医学影像技术

医学影像指的是利用专门的设备和特定的技术获取人体(活体)内部组织形态或(和)功能的影像,使医生了解受检者体内病变的部位、范围、形状及与周围器官的关系等信息,对疾病诊断具有至关重要的作用,医学影像诊断已成为临床诊断的重要依据。

现代医学影像自1985年德国物理学家威廉·康拉德·伦琴发现X射线开启,并很快形成了放射诊断学,在此后的一百多年里,随着科学技术的进步,特别是计算机技术的发展,医学影像设备和技术不断更新、进步,逐步发展成较完备的医学影像技术与医学影像诊断学科。本节主要介绍放射影像、核磁共振影像、超声医学影像。

一、X线影像

X射线具有直线传播、穿透性、荧光效应、感光效应等物理特性,在发现之初便被用于医学上。最早X线检查被用于密度差别明显的骨折和体内异物的诊断,后来逐步用于其他病变的检查,同时各种X线检查设备相继出现。

随着计算机技术在X线领域的应用,20世纪80年代出现了计算机X射线摄影(computed radio-graphy,CR)、数字X射线摄影(digital radiography,DR)和数字减影血管造影(digital subtraction angiography,DSA),使X线机进入了数字化阶段。医学影像数字化后,影像数据可直接纳入影像存储与传输系统(PACS),其强大的后处理功能大大提高了X线诊断的准确性,且具有曝光剂量小、宽容度大等优点。DSA具有微创、实时成像、对比度分辨率高、安全、简便等特点,广泛应用在血管造影上。20世纪90年代,随着X线实时高分辨率平板探测器的发明,DR逐步兴起,并逐步取代了CR,广泛应用于临床诊断。

放射影像作为医学影像学的基础,通过X线机的透视和摄影两种选择性检查及综合应用,为临床工作提供了重要的、确切的诊断信息。大量的临床实践表明,X线机可应用于受检者全身各器官系统,包括运动系统、呼吸系统、循环系统、泌尿生殖系统、中枢神经系统等的疾病检查,是临床影像学的重要组成部分。X线机是医学影像设备中最传统、最经典的技术密集型产品,至今仍是现代医学重要的临床检查设备之一。X线诊断对肺、骨骼、胃肠道和心血管(尤其是冠状动脉)的诊断,在医学影像技术中仍占有重要地位。

计算机断层成像(CT)技术是自伦琴发现X线以来医学影像技术发展的又一里程碑,它是电子、计算机和X线技术相结合的产物。CT图像的密度分辨率和空间分辨率高,这种临床诊断价值高而又无创伤的影像学技术一经应用于临床,即引起医学界的极大关注并被广泛应用,极大地促进了医学影像学的发展。CT检查以横断面体层成像为主,显示人体组织X线扫描的横断面组织结构,不受多重影像的叠加影响,密度分辨率高,相较于传统X线检查能提高10~20倍分辨率,分辨出0.1%~0.5%X线衰减系数差异,还能以CT值做定量分析。在CT发明后的30年,CT设备更新了4代,扫描时间由最初的了3~5分钟缩短至0.5秒,空间分辨率也提高到0.1 mm量级。CT在医学影像诊断中占重要地位,特别是对颅脑及腹部的肝、胆、胰和后腹膜腔、肾、肾上腺等部位的影像诊断占主导地位。20世纪80年代先后研制开发的超高速CT(ultrafast CT,UFCT)、螺旋CT(helical/spiral CT),以及目前已投入临床使用的多层螺旋CT(multi-slice spiral CT,MSCT)(2~320层),使CT的临床应用范围进一步扩大,诊断效果进一步提高。

二、核磁共振影像

磁共振成像(MRI)是以利用强外磁场内的氢原子核(氢质子)在特定射频(radio frequeney,RF)脉冲作用下产生磁共振现象为基本原理而发展的一项医学影像技术。核磁共振的基本原理为:处于磁场中的物质受到射频电磁波的激励,当RF电磁波的频率与磁场强度的关系满足拉莫尔方程,组成物质的一些原子核会发生共振。磁共振现象在1946年分别由哈佛大学的爱德华·普塞尔(Edward Purcell)教授和美国斯坦福大学物理系菲利克斯·布洛赫(Felix Bloch)教授领导的小组独立发现。由于此发现,Pureell和Bloch于1952年共同获得了诺贝尔物理学奖。

磁共振成像的过程较为复杂,人体内富含氢质子,氢质子具有自旋性而产生磁矩,似一个小磁体,自然状态下它们无序排列,磁矩互相抵消。当进入强外磁场时,氢质子沿外磁场磁力线方向有序排列,并产生磁矢量。

向强外磁场内的人体发射特定频率的RF脉冲,氢质子吸收能量产生磁共振现象。当RF脉冲停止激励时,吸收了能量的氢质子又会把这部分能量释放出来,这一过程称为弛豫过程,发生共振的氢质子在弛豫过程中就会产生磁共振信号。通过对反映人体组织结构的磁共振信号进行采集、编码、计算等一系列复杂处理,重建得到MRI灰阶影像。根据此原理研制的磁共振频谱仪在物理、化学、生物和医学等领域可得到物质结构中的许多物理和化学信息,作为研究物质分子结构的一种重要分析工具被广泛使用。

1972年,美国纽约州立大学的保罗·克里斯琴·劳特伯(Paul C.Lauterbur)将磁共振原理结合空间编码技术,使空间各点磁场强度有规律地变化时磁共振中不同频率分量可对应一定的空间位置,经过特定的数学计算实现MRI。英国科学家彼得·曼斯菲尔德

(Peter Mansfield)于 1974 年研究出脉冲梯度法的成像方法并于 2003 年与美国科学家劳特伯共同获得诺贝尔生理学或医学奖。此外亦有许多科学家进行了不同的磁共振成像方法研究,但现在应用于各种 MRI 设备中最多的是具有高效率、多功能、高分辨率、伪影小等优点的快速傅里叶成像法。

MRI 设备可测量受检者组织元素的原子核发出的磁共振信号,通过计算可对受检者任意体层成像。MRI 空间分辨率不如 CT 高,一般为 0.5～1.7 mm,但组织分辨率远优于 CT。MRI 易于发现骨骼、软骨、肌肉、肌腱、脂肪、韧带、神经、血管组织病变并显示特征,并且能进行多种功能成像。MRI 相较于 CT 和其他 X 线影像具有一些特殊的优点:①MRI 通过调节梯度磁场进行剖面的定位,因此可在任意方向上选择不同断面进行体层成像;②软组织的分辨率优于 X 线机、CT,能清楚地显示脑灰质与白质;③X 线机、CT 只能获得被检体的形态图像,MRI 信号携带着丰富的反映机体生理、生化特性的信息,可获得显示机体功能的图像;④可在活体组织中探测机体内化学物质的成分和含量,提供机体内部器官或细胞新陈代谢方面的信息;⑤MRI 无电离辐射,不存在辐射危害。

MRI 设备的缺点:①成像时间较长,检查效率不高;②体内植入金属假体的受检者,特别是植入心脏起搏器或神经刺激器的受检者,禁止进入 MRI 检查室,限制了 MRI 检查;③价格昂贵,超导 MRI 设备运行费用高;④部分有幽闭综合征的受检者无法耐受 MRI 检查。

随着 MRI 技术的发展,其应用范围日益扩大,出现了 PET/MRI 一体机,在神经系统疾病如神经退行性疾病、脑局部缺血、颅脑肿瘤疾病及癫痫等的诊断方面显示出独特的优势,对脑功能、代谢、耗氧率、局部放射性示踪剂与脑血流灌注的关系等方面研究也有独特的作用。

磁共振全数字化,实现了数字线圈、数字接口与全程数字传输,打破数据采集源头数字化这一根本技术壁垒,使传统磁共振不再受模拟信号源的制约,原始图像信号几近完全还原。全数字磁共振与传统磁共振相比,图像信噪比可提升 40%,为目前最精准的超高场磁共振设备。

由于 MRI 诊断方式灵活,具有无辐射性、多方位成像,能够测量质子密度、弛豫时间、化学位移等多参数的特征及优越的软组织对比等优点,已成为当代临床影像诊断的重要设备之一。MRI 在现代医学中已被广泛应用,成为不可或缺的一种医学影像技术,在疾病诊断中发挥重要作用。

三、超声医学影像

第二次世界大战结束后,声呐中的关键技术——超声脉冲回声技术在医学影像技术应用中获得了长足发展。20 世纪 50 年代初以脉冲回声技术为基础的振幅调制型(A 型)超声诊断仪研制成功,超声脉冲回声技术得以在医学上应用。尽管 A 型超声只能粗略表明组织内部层内结构及间距,但其无创检测的特点仍然让医学工作者对其提供的信息给予关注。随着材料学(压电材料)的发展和电子技术尤其是计算机技术的发展,超声医学技术中一维的 A 型超声逐渐被活动显示型（M 型）超声和辉度调制型（B 型）超声显示技术取代，A 型超声和 B 型超声以超声脉冲回声技术为基础，B 型超声以辉度显示二维影像，是现代医学应用最广泛的影像技术之一，超声脉冲回声技术也是现代生物医学超声工程研究中最重要的技术之一。与 X 线等其他物理医学成像方法相比，超声脉冲回声法使医学检测的灵敏度、信息量获得很大的提高，避免了辐照危害，提高了安全性，医学超声成像从 A 型超声发展到显示解剖结构的黑白 B 型超声成像技术，又发展到显示动态血流的频谱和彩色多普勒技术，70 年代初推出了世界上第一台适用于临床的彩色血流二维显像装置，引起了超声界的震动，被称为超声诊断乃至医学影像技术的一次革命。

近 20 年来多普勒超声诊断技术发展极为迅速，现已成为心血管系统疾病诊断和其他系统脏器血循环情况观察必不可少的工具。超声医学不仅在影像诊断学中获得了长足的发展，并不断演化催生出超声治疗学和介入诊断治疗学，把超声无创、实时诊断融入治疗中，如超声引导下的穿刺活检或治疗，术中监测，或高能聚集超声治疗肿瘤等。随着电子电路的高度集成化，半导体技术和计算机技术的飞速发展，超声成像设备取得了突破性进展，超声医学仪器的种类不断丰富，超声医学在医学领域的涉及面愈来愈广泛。20 世纪 90 年代以来，多普勒超声技术和自相关技术使超声诊断仪可实时动态显示组织内血流情况以满足临床诊断需求，多普勒超声技术可获得多种血流的动力学参数，并可通过编码直观地显示血流的方向、流速，带来丰富的诊断信息。近 20 年来超声影像技术愈加呈数字化方向发展，宽频、高频和密集振元等高精尖材料技术也使超声换能器的发射和采集完成性能跃升。超声诊断技术可以提供实时、全面的信息，使医生更加方便地观察人体内部组织状态。近年来，各种超声医学影像技术不断涌现，超声矩阵换能器技术突破了瓶颈，超声诊断仪可以实时获得空间声束的信息，从而实现了心脏实时三维成像超声技术的一次革命，动态三维超声成像及实时三维（四维）超声成像为广大的医学工作者和受检者带来了全新的超声检查模式。基于组织应变率的弹性成像，组织谐波成像和超声造影成像都在临床获得了较好的应用，使超声诊断仪可提供组织病理状态、血流灌注和动力学等更丰富、更精确、更敏感的信息，为临床诊断带来更多参考。

20 世纪 80 年代初，超声内镜问世。它是将超声探头和内镜结合在一起，在内镜的引导下，将超声探头送入体内进行扫描，所得到的信息要比在体表扫描获得的信息准确、详细，目前这类设备主要有线形和扇形两种扫描方式。腔内超声和介入超声治疗等超声新技术使超声医学从单纯的诊断走向临床治疗，拓展了超声医学影像在医疗技术中的应用。

（吴家祥）

第二节　智能医学影像方法

医学影像是用于反映人体内部结构的图像，也是现代医疗中临床诊断的主要依据之一。据统计，超过 70% 的诊断都依赖于医学影像。医学影像方法主要包括两个大方向，即医学图像成像和医学图像处理。其中,医学图像成像是指图像的形成和获取,医学图像处理是指对已获得图像做进一步分析处理以达到辅助诊断的效果。因此,智能医学影像方法主要集中在图像成像、图像分割、图像配准及辅助诊断四个方面。

近年来,人工智能技术逐步兴起并在图像领域取得了突破性进展,许多创新性图像算法实现了比传统图像算法更高的精度。医学图像数据的可获得性、高质量性和标准统一性等特点,使得基于人工智能技术的智能医学影像方法逐步发展起来,并且越来越多地被应用于临床影像诊断中。智能医学影像方法的优势主要体现在两个方面:一是使得医学影像的获取更为便捷且影像清晰;二是提供更加成熟的图像处理算法以辅助临床诊断与疾病治疗。具体而言,利用智能成像技术对医学图像成像进行优化,克服信号采集失真带来的重建干扰,进而提供更为优质的成像质量。此外,智能图像处理技术能够对人体器官、软组织和病变区域进行分割提取、配准融合等处理,对感兴趣区域(region of interest,ROI)进行定性甚至定量的分析,同时通过辅助诊断以提升临床诊断的效率、精度及可靠性。

一、医学影像智能成像

医学影像检查已成为临床上最为重要的疾病检查手段,是医生对各类疾病进行筛查、诊断、治疗引导和评估的重要依据。临床中常用的医学影像模态包括磁共振成像(MRI)、计算机断层成像(CT)、正电子发射体层成像(PET)、超声成像(UI)、X 射线成像等。不同模态的医学影像适用于观察不同的组织生理或病理结构信息。但在图像采集的过程中,容易受到成像设备、放射剂量、采集时间等因素的限制,导致数据的采集质量不佳,存在大量噪声和伪影。同时,针对某些成像方式的特殊性,它需要在成像质量上与放射剂量或采集时间进行折中,例如,在 MRI 采集过程中,为减少器官自身运动引起的伪影,需降低 K 空间的采样率来加快成像速度,在 CT 成像过程中,为降低辐射对人体造成的潜在风险,需减少扫描的辐射剂量。然而,这会使得图像的成像质量退化,导致器官纹理和组织边缘模糊,从而降低临床诊断和任务分析的可靠性。因此,通过技术手段提高成像质量,重建出符合临床需求的高质量图像是临床上亟待解决的关键问题。

传统的图像重建算法通常是基于统计特性分析和迭代优化重建,然而其存在重建时间长、特征选择困难和计算复杂度高等问题。近年来,硬件技术的快速发展和人工智能在图像处理领域的成功应用,推动了医学成像领域的智能化研究与分析处理,具有降低扫描成本、提高图像质量、加快成像速度等优点。深度学习可以自动地从大量数据中学习特征表达,实现高度的非线性映射,从而能够充分提取重建特征。

目前使用深度学习模型实现医学影像智能成像的方法主要分为从原始数据直接到图像的重建和基于后处理的方式提高重建图像的质量。基于原始数据重建成图像的代表模型有:①ADMM-Net,其利用深度迭代的方式学习传统交替方向乘子优化算法中的超参数,可以直接从欠采样的 K 空间数据中重建出 MRI 图像;②对偶学习模型,代替 CT 图像重建中的滤波反投影方法,实现了投影数据到 CT 图像的准确重建;③端到端的卷积神经网络(convolutional neural network,CNN)模型,直接从射频数据中重建出超声弹性信息的分布,形成高质量的超声弹性成像等。基于后处理的方式提高重建图像的质量是目前主要流行的重建方式,即采用图像去伪影的后处理模型进行重建与恢复。图像处理领域中用于图像降噪、图像合成、超分辨率重建的模型都可以用于该类型的图像重建。编码-解码器结构是经典的卷积神经网络模型,广泛应用于图像去噪、超分辨率重建等任务。深度级联的 CNN 模型,通过学习动态 MRI 图像采集的时序关系,进而在快速采集下提高动态 MRI 图像的重建质量;KIKI-Net 的提出,实现了同时在 K 空间和图像空间域上使用深度学习网络进行重建,提高了 MRI 图像重建的性能。

临床上,医学影像是疾病的诊断与治疗中不可或缺的重要辅助工具。智能化的图像重建算法不仅能提高成像质量,且能节约成像时间和成本。同时,高质量的医学图像数据是医生做出更精准的诊断决策的基础,也是后续实现自动化图像分析、智能识别与诊断的前提。

二、医学影像分割

图像分割,是指逐像素地根据图像特征(如灰度、对比度、空间纹理、几何形状等)的相似性或差异将其划分为若干个互不关联的目标区域(图 3-2-1)。医学影像中的分割任务通常以病灶区域和整体器官作为目标进行分割,同时利用分割结果辅助临床医生进行后续的诊断与治疗。医生可以通过该方法对病变和其他感兴趣区域进行识别和定量分析,从而大大提高了医学诊断的准确性和可靠性。目前,医学图像分割已成为计算机辅助诊断的关键步骤,在手术规划、病例分析、疾病诊断等方向有着很高的应用价值,为可持续医疗做出了巨大贡献。

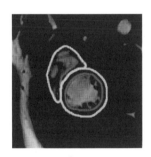

心脏MRI
心肌、左/右心室分割

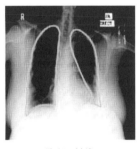

胸部X射线
肺部分割

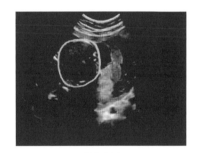

胎儿超声
胎儿腹部分割

图 3-2-1 医学影像图像分割

早期的医学影像分割系统主要基于手动设计的灰度、纹理、形状等特征实现分割任务,它依赖于图像中的特征强度值的不连续性和相似性。传统的图像处理分割算法包括阈值分割法、基于区域的分割方法、聚类分割法、基于边缘检测的分割方法和基于模型的分割方法等。但医学图像通常具有对比度低、亮度不均衡、噪声和伪影严重等问题,从而导致组织器官边界区分不明显,极大地限制了传统分割算法的效果和应用,尤其是在细节上不能保证分割的准确性。近年来,随着计算机技术与人工智能的迅速发展,深度学习神经网络强大的建模学习能力使得其在许多领域均取得了显著的成就。其中,在图像处理领域,基于卷积神经网络的深度学习算法带来了突破性的进展。卷积神经网络能够通过学习特定的卷积核提取丰富的浅层及深层图像语义特征,具有优秀的特征提取能力和良好的特征表达能力,它不需要人工提取图像特征,也不需要对图像进行过多的预处理。因此,卷积神经网络被成功引入医学影像领域中,它自动提取特征的能力有效地克服了传统医学图像分割算法过多依赖于专家手动设计的像素级别特征这一弊端,且较传统方法取得了显著性的提升。

全卷积神经网络(fully convolutional network,FCN)是将深度学习应用在图像分割的首次研究,并取得了较好的效果。它首先使用编码器提取原始图像高维特征,然后再通过解码器将高度抽象的特征映射到结果图像中的每一个像素点。然而,FCN对图像中的细节不敏感,分割的结果不够精细,比较模糊和平滑。基于FCN改进的DeepLab系列和SegNet能够很好地解决分割边界的细节问题,进一步提升分割效果。然而,医学影像有别于自然图像,它具有解剖结构位置相对固定、语义内容较少、成像质量较低、数据量较少等特点。因此,医学图像的分割任务需要关注其特点及难点,对分割网络进行有针对性的改进和优化,构建出更适于医学图像分割领域的模型。考虑到医学图像具有丰富的空间信息,而网络下采样的过程容易丢失空间信息,基于编码-解码的对称网络结构在医学图像处理领域上具备特征提取和恢复空间分辨率的平衡优势。2015年U-Net的提出,是医学图像分割领域的重大突破,它是基于FCN设计的一种U形对称网络结构,被广泛应用于医学图像分割。U-Net网络基于编码器-解码器的思想构建,网络结构可以简化为下采样、上采样和跳跃连接三大模块,其中下采样和上采样为完全对称的结构,跳跃连接是将编码器结构中的底层特征与解码器中的高层特征以堆叠的形式融合,用于提升分割精度的同时使U-Net网络具有更好的可解释性。U-Net适用于医学图像分割的原因是其结合了底层信息和高层信息,有助于提取复杂的特征,且其网络参数量较少,优化了计算,能够在医学小数据集上表现出优异的性能。在U-Net框架的基础上衍生了一系列在不同医学影像上表现优越的分割网络,如U-Net＋、U-Net3＋、V-Net、MultiResUNet、DenseUNet等,它们增加了新的模块以强化图像特征的提取,或集成了深监督、稠密连接、残差模块、注意力机制等其他设计概念。

基于深度学习的图像分割是大势所趋,在技术创新发展的推动下,医学图像分割技术获得了长足的进步。对医学影像中的器官或者病灶区域进行自动分割和定位,有助于提高医生对病灶属性的诊断效率,并有效减少医护人员的工作量。而针对不同器官或病灶的分割,由于不同的组织或器官有其特殊性(如脑肿瘤和肺结节的分割面积较大,而视网膜血液图像则需要精细分割血管,后者对分割精度的要求较高),因此不同器官的分割任务通常需要设计有针对性的算法,以提高分割的准确性。从视网膜眼底图像中分割出不同类型的眼组织以及眼底病变区域,从肺部CT图像中分割肺结节,从脑部MRI图像中分割脑胶质瘤等等医学影像分割任务,自动化分割算法已日渐成熟并在临床诊断中扮演着愈发重要的角色。

三、医学影像配准

临床中,单一模态或单次成像的图像通常难以提供足量的信息以供医生完成诊断。因此,医生往往需要将多种模态的图像(即多模态图像配准)或者同一模态多次成像的图像(即单模态多时相配准)进行配准,以获取更为广泛的诊断信息(图 3-2-2)。

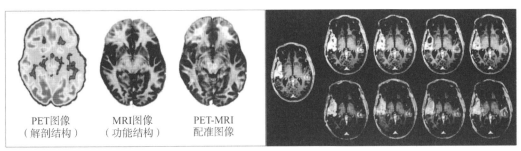

PET图像　　　　　MRI图像　　　　　PET-MRI
(解剖结构)　　　(功能结构)　　　配准图像

多模态图像配准　　　　　　　　　　　　　　单模态多时相配准

图 3-2-2　医学影像图像配准

医学图像配准在智能化临床中具有非常广泛的应用场景(图 3-2-3),例如:①使用图像配准算法进行医学图像的旋转与缩放校正,可以降低医生人眼矫正带来的阅片耗时,提升诊断的效率和准确性;②将同一病人不同时刻的医学影像或者不同病人的医学影像进行配准,有助于病程定量评估(如设置放疗剂量、随访预后评估等);③配准含有互补信息的多模态影像来还原更为丰富的患者信息,能够辅助医生进行术前规划(如超声消融、靶向干预等定向手术);④将术中 2D 图像配准到术前 3D 影像中,可以实时了解当前情况与位置信息,辅助医生进行术中导航(如关节、脊柱等三维介入手术)。

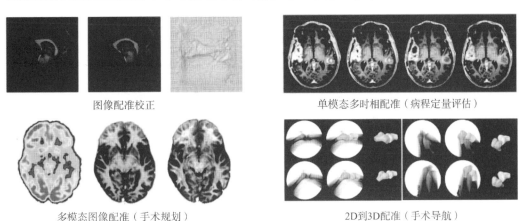

图像配准校正　　　　　　　　　　单模态多时相配准(病程定量评估)

多模态图像配准(手术规划)　　　　　　2D到3D配准(手术导航)

图 3-2-3　医学图像配准应用场景

医学图像配准通常有刚性配准和柔性配准两类。刚性配准是指通过旋转、缩放、平移和仿射变换等线性变换来实现全局性质的变换,但该方法无法模拟图像之间的局部几何差异。不同于刚性配准,柔性配准是局部类型的非刚性变换,可以采用径向基函数(如薄板样条函数、曲面样条函数、多重二次曲面函数等)、物理连续模型(如黏性流体模型)、大变形模型(如微分同胚模型)等方法实现,但依赖于图像间的相似性度量。

在医学图像配准中,单模态图像配准常用相关系数(correlation coefficient,CC)作为相似性度量指标,详见公式(1)。CC 可以衡量浮动图像 x 和参考图像 y 的相似程度,当 CC＝1 时图像间完全正相关,当 CC＝－1 时图像间完全负相关,当 CC＝0 时图像间完全不相关。多模态图像配准常用互信息(mutual information,MI)作为相似性度量指标,详见公式(2)。MI 可以确定图像间相应体素的图像强度相似性,该值非负,MI 值越高则相关性越高,MI 为 0 时图像相互独立。

$$\mathrm{CC}(x,y) = \frac{\sum_i (x_i - x_m)(y_i - y_m)}{\sqrt{\sum_i (x_i - x_m)^2}\sqrt{\sum_i (y_i - y_m)^2}} \tag{1}$$

$$\mathrm{MI}(x,y) = \sum_{y \in Y} \sum_{x \in X} p(x,y) \ln\left[\frac{p(x,y)}{p_1(x)p_2(y)}\right] \tag{2}$$

传统的医学图像配准是一个迭代优化的过程,通过梯度下降法、牛顿法、Powell 法、遗传算法等方式来求解图像间相似性测度的最优解(图 3-2-4),这种方法极其依赖手设计的特征工程,配准精度较低且迭代耗时极长。

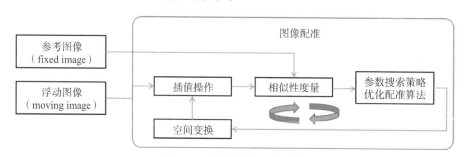

图 3-2-4 医学图像配准流程

基于人工智能技术的医学图像配准主要包括两类,即有监督学习和无监督学习。该种方法通过深度学习网络来估计变换参数,以实现更为高效且精确的配准效果。

有监督学习的配准算法需要预先得到金标准(即图像间的形变场)作为标注,来训练深度学习网络模型。该模型以待匹配图像作为输入,预测得到的图像间形变场作为输出,目标函数衡量了标注与预测输出之间的误差(图 3-2-5)。模型训练过程中,通过计算目标函数的梯度进行反向传播,采用梯度下降法最小化目标函数来优化模型参数,从而降低预测误差。该算法中作为标注的形变场可以采用传统配准算法或三维建模仿真等方式获得,或者采用已知形变场对原始图像进行扭曲来作为训练数据。

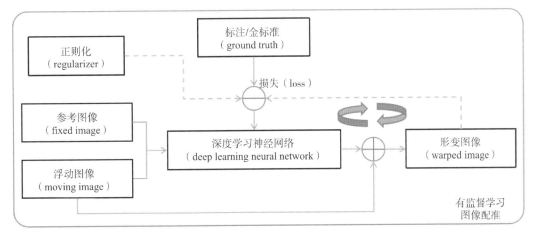

图 3-2-5　有监督学习图像配准流程

　　然而,获取作为标注的真实形变场比较困难,医学图像中往往存在着大量无标注的原始数据。无监督学习的配准算法不依赖于金标准,可以基于图像相似性度量利用深度回归网络来直接预测待配准图像的转换参数(图 3-2-6)。根据医学图像数据集的特性,基于无监督深度学习的医学图像配准算法非常具备应用前景,对于算法框架的设计和相似性的度量值得进一步探索和研究。

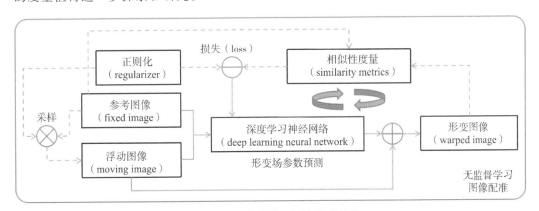

图 3-2-6　无监督学习图像配准流程

四、医学影像辅助诊断

　　早在 20 世纪 60 年代,研究人员已经认识到了医学影像辅助诊断的巨大潜力,开始尝试利用计算机技术自动分析医学影像来辅助医生进行疾病的诊断。随着计算机科学与机器学习相关技术的不断发展,医学影像辅助诊断在临床上的应用范围不断扩大,在疾病诊疗及研究等方面承担着越来越重要的角色。医学影像辅助诊断利用计算机软件对患者的影像结果如 X 射线、超声、MRI、CT 图像等信息进行分析和处理,通常被认为是辅助医生进行影像解释的"第二意见",为医生提供病灶位置大小、病灶良恶性、疾病分型分期及预后预测等信息,供医生进行参考与最终研判。医学影像辅助诊断以其准确高效的特点,迅速成为临床工作流的一部分,在减轻医生的工作负担、降低诊疗过程对医生经验的高度依赖性、缓解医疗资源地域分布不均等方面都具有重要意义。

早期医学影像辅助诊断通常基于传统的机器学习方法,如区域生长(region growing)模型、主动轮廓(active contour)模型和 K 均值聚类(k-means clustering)等。利用传统的机器学习方法进行医学影像辅助诊断的实现流程通常包括数据的清洗与标注、数据特征的提取与分析及使用机器学习等相关技术对数据进行分类或分割等三个步骤。传统的机器学习方法试图利用图像变换及手动特征提取等方式将不同类别的图像表现为可区分的特征,利用各项特征与图像类别的对应关系建立分类器,如支持向量机(support vector machine,SVM)和随机森林(random forest,RF)等,由此对医学影像中的疾病模式进行识别,进而对影像中所展现出的正常结构及病灶或者疾病的良恶性等进行区分。然而,随着大数据时代的来临,传统的分类器无法对海量且复杂的医疗数据进行分析处理,手动设计及提取有效特征更加耗时耗力,从而降低了影像辅助诊断的效率及普适性。

近年来,深度学习方法成为医学影像辅助诊断领域的研究主流。深度学习方法通常利用复杂的可训练的多层神经网络结构,将医学影像直接转化为多层次的抽象表示,不同层对图像特征进行不同程度的抽象表示,层数越深抽象程度越高,与预测结果的联系越紧密。典型的全监督深度学习网络如 VGG16、AlexNet、GoogLeNet、ResNet、DenseNet 等,将事先标注的医学影像作为网络输入,利用标注信息指导网络的训练过程,实现端到端的疾病自动诊断流程。考虑到医学影像数据收集周期长、代价高昂、标注烦琐等限制,如何利用小样本的标注影像提高医学影像诊断的准确性成为研究热点之一。由此,基于弱监督与半监督等非全监督深度学习网络也应运而生。此外,自 2017 年以来,Transformer 网络的提出更是进一步简化了神经网络的特征提取过程,利用注意力机制处理序列信息,具有高效灵活的特点,成为众多医学影像辅助诊断的研究者最新的研究方向。利用深度学习方法进行医学影像的辅助诊断相较于传统的机器学习方法,简化了手动设计特征的过程,自动从海量数据中选择与提取最有效的特征,具有更高的效率与稳健性,使得医学影像辅助诊断的适用部位与适用病征进一步扩大,诊断效益进一步提高,与临床实际的结合更为紧密。

现如今,医学影像辅助诊断技术可以运用到人体的各个部位相关疾病的诊疗,尤其是在乳腺及肺部相关病中,辅助诊断技术的应用尤为成熟广泛。以乳腺疾病为例,影像辅助诊断技术可有效提高乳腺 X 光图像上微钙化及乳腺癌的检出率,在临床上得到了广泛认可与使用。以肺癌为例,医学影像辅助诊断技术可应用于肺癌 CT 数据的预处理、肺部分割、肺结节检测与分割、假阳性降低等多个环节中,为临床肺部疾病的诊疗全过程保驾护航。然而,医学影像辅助诊断在与临床实践的过程中,也面临着诊断结果的稳定性及可解释性较差,诊断结果的准确度及灵敏度还需要进一步提高、大型辅助诊断模型难以部署到医疗设备中等诸多问题,因此医学影像的辅助诊断仍然需要在诊断方法及应用方式上进行深入探索,以实现医学影像辅助诊断技术的广泛应用与落地。

(倪　东)

第三节　人工智能技术在医学影像中的应用

医学影像大多是由影像诊断设备获得的影像资料,包括大型医用影像设备如数字 X 线成像机、数字减影血管造影机、数字乳腺 X 线成像系统、数字胃肠机、计算机体层成像、磁共振成像和核医学成像等,小型医学影像设备如超声、内窥镜。不同的影像设备成像原理、适用范围及所获影像亦有不同。此外医学影像广义上还包括病理图像、检眼镜等。

一、人工智能在 X 线影像、MRI、核医学中的应用

(一) 传统医学影像诊断的痛点

(1)医学影像领域专业医生缺口巨大。目前我国医学影像数据增长速度非常快,年增长率达到 30%。然而影像科医生的数量增长缓慢,年增长率仅为 4% 左右,两者增长率差距对比巨大。

(2)医学影像误诊漏诊率偏高。专业人员数不足及繁重的工作都是导致误诊漏诊率偏高的原因。以肺结节检测为例,一家三甲医院平均每天接待 200 名肺结节筛查患者,每位患者平均产生 200~300 张 CT 影像,该放射科全体医生平均每天需要阅读的 CT 影像为 4 万~6 万张。沉重的工作负担使得医生易于疲劳,可能导致误诊漏诊率上升。中国医学会的一份误诊数据资料显示,中国临床医疗总误诊率为 27.8%,其中恶性肿瘤平均误诊率为 40%,器官异位误诊率约为 60%,肝结核、胃结核等肺外结核的平均误诊率也在 40% 以上,这些误诊主要发生在基层医疗机构。人工智能可进行 24 小时无疲劳诊断,或能够降低误诊率。

(3)医学影像处理速度慢。影像科医生读片速度有限,放疗科医生靶区勾画(一次勾画通常有 200~450 张 CT 片)耗费时间较长,以 CT 图像为例,医生在勾画每个肿瘤病人的 CT 图的时候,需要对每张图片上的器官、肿瘤位置进行标注,这个过程按照传统的方法要耗费医生 3~5 小时的时间。找到肿瘤位置后,医生还需要根据肿瘤的大小、形状等设计放射线的具体照射方案或者手术方案,这些方案必须考虑不同位置的不同放射剂量。计算机的高效性与大数据容量使人工智能能够快速学习识别不同的病症图像,处理不同的图像种类,快速培养影像诊断能力。相比于传统模式,人工智能可以大批量快速地处理图像数据,只要计算能力充足,人工智能可以一次性处理大量图像数据。

(二)发展优势

国内人工智能在医疗领域应用最广的场景就是医学影像诊断,这是由以下几个优势决定的。

（1）医疗影像数据庞大。图像识别本身的算法门槛较低且研究较充分,在许多领域都有所运用,可以较为方便地迁移到医疗影像的处理上。超过90％的医疗数据来自医学影像,这些图片数据结构简单,便于用作机器学习的素材,具有深度挖掘与研究的价值。

（2）算力算法大数据快速迭代,智能图像诊断算法相对成熟。医学影像数据以图像为主,因此基于深度学习的图像识别技术能很好地发挥作用。在数据量和计算量的驱动下卷积神经网络(CCN)和深度神经网络(DNN)等深度学习算法在图像识别上发生了质的飞跃,遥遥领先于传统的图像识别方法。

（3）国家政策大力支持。2013年起,政府各部门出台多项政策,不断加大对国产医学影像设备、第三方独立医学影像诊断中心、远程医疗等领域的支持力度。2016年,国务院印发了《"十三五"国家战略性新兴产业发展规划》,多次提及医疗影像,指出要"发展高品质医学影像设备","支持企业、医疗机构、研究机构等联合建设第三方影像中心"。2017年,国家发展和改革委员会把医学影像设备及服务列入《战略性新兴产业重点产品和服务指导目录》。2017年12月科技部在北京举行"新一代人工智能发展规划暨重大科技项目启动会",科技部高新司司长秦勇宣布了首批国家新一代人工智能开放创新平台名单。

（4）资本大量入场。人工智能在医学影像已成为资本的蓝海,多家科技头部企业均携大量资本入场,新兴公司也往往较容易在资本市场上获得融资,极大地推动了AI医学影像行业的发展。

（三）应用场景

人工智能技术在医学影像中的应用是当下的研究热点之一。医学影像分析主要是根据医生自身经验以及主观判断,容易出现误诊情况,人工智能技术应可以减少该情况的发生。医学影像人工智能一般可以分为成像和影像两个方面,从成像的角度来说,可以有效提升成像速度,使影像质量更高。从影像的角度来说,人工智能技术主要利用算法将需要的数据和信息从影像数据库中快速提取出来,协助医生进行诊断,提高效率和准确率。

深度学习技术作为最近几年人工智能最热门的研究领域,已成为全世界关注的焦点。深度学习在很多行业中展现出强大的应用能力,在某些视听识别任务中的表现甚至超越了人类。在医学领域,深度学习也逐渐成为研究者们分析大数据尤其是医学影像的首选方法。如IBM的人工智能Watson仅用几分钟就完成癌症的诊断,并开出处方。

通过人工智能技术,可以对医学影像的质量进行分析,对目标分类检测、分割等,有效提升检测效率与质量。同时,人工智能技术在医学影像辅助诊断应用时,可以获取CT、核磁图,只要登录相关系统,就可以读取各项影像资料,对异常部位进行标注并加以分析,保证诊断的准确性,减少医生工作量。人工智能在放射影像如DR、DSA、CT等,以及MRI上的应用已有较多探索。

辅助诊疗场景是医疗领域最重要、最核心的场景。在医学影像领域,图像智能识别技术可较大程度降低医生工作量在业界已达成共识。将人工智能技术用于辅助诊疗中,让计算机"学习"专家医生的医疗知识,模拟医生的思维和诊断推理,从而给出可靠诊断和治疗方案。此外,高分辨率电子胶片的推广问题、经验丰富的影像医师的缺乏,使得人工智能技术在医学影像方面仍有巨大的发展空间。医学影像的解读需要长时间的经验积累，即使是老道的医生，在面对海量数据时，有时也会判断失误。人工智能在图像识别的速度和精度上，都胜于人力操作，因此，AI＋医学影像具有很大的潜力。AI＋医学影像将人工智能技术具体应用在医学影像的诊断上，主要分为两部分：一是图像识别，应用于人工智能的感知环节，其主要目的是将医学影像这类非结构化数据进行分析，获取一些有意义的信息；二是深度学习，应用于人工智能学习和分析环节，通过大量的影像数据和诊断数据，不断对神经元网络进行深度学习训练，促使其掌握"诊断"的能力。

人工智能不仅能帮助患者更快速地完成健康检查（包括 X 线、超声、磁共振成像等），同时也可以帮助影像医生提升读片效率，降低误诊概率，实现辅助诊断。随着人工智能和医学影像大数据在医学影像领域的普及和应用，医学影像所面临的诊断准确性和医生缺口等问题或可得到缓解，两者的融合将成为医学影像发展的重要方向。

二、人工智能在超声医学中的应用

（一）人工智能在超声医学领域的应用意义

作为影像领域的重要分支，超声医学具有良好的人工智能"适应证"：超声检查操作便捷、价格低廉、应用范围广，具备可重复、无创、无辐射的优势，在各脏器系统的应用范围不断扩大，应用需求逐渐增加，超声医师工作强度和责任风险也相应持续加大。由于超声对出报告的时间要求高，且存在诊断主观性强、部分应用缺乏统一诊断标准等局限性，需要一种高效、客观、稳定的方法来解决上述问题。人工智能具有稳定、高效及客观等特点，在辅助超声诊疗中有助于优化检查流程、规范诊断标准、缩短检查及出具报告的时间，可提高超声医师的诊断信心和工作效率。此外，在国家实行分级诊疗政策的大环境下，通过向基层医院推广智能化、数字化的超声诊疗平台，可辅助基层医师更快、更好地完成日常诊疗工作。

（二）人工智能应用于超声医学领域的难点

尽管人工智能应用于超声医学领域具有重要的意义，但其起步及发展进程仍较为缓慢，其中的限制因素如下：

（1）超声检查对规范化及图像质量要求高。超声需要操作者手动扫查及自定义标准切面，其主观性较强，检查结果对操作者经验依赖性较大；超声图像易受伪像、噪声影响，导致图像质量不佳；不同厂商的超声仪器，其功能及图像分辨率存在一定差异，人工智能图像分析的难度更大。

（2）超声图像中不同组织结构差异大。相较于图像规范化程度较高的 X 线、CT、MRI 而言，每一个脏器不同切面的超声图像间差异性较大，难以符合人工智能应用所提出的"输入图像数据尽量稳定一致"的要求。因此，超声图像数据集的处理效能较低。

（3）动态图像采集对人工智能图像识别与诊断技术要求更高。超声检查往往需要存储动态图像,以便用于回顾动态条件下观察区域的前后变化。部分特殊检查(如超声造影)的分析对象为动态图像,这无疑对人工智能的算力及算法提出了更高的要求。

做好超声规范化建设,同时优化人工智能算法、提高运算效率,是克服上述限制因素及推动人工智能在超声医学领域应用的重要举措。2019年,中国医师协会超声医师分会发布的《中国超声医学人工智能行为准则:北京宣言》对当下人工智能在超声医学领域的应用目的、应用流程及评价标准等进行了简明扼要的说明和规范。

目前,人工智能技术已广泛应用于乳腺、甲状腺、肝脏、肾脏、心血管和肌骨等多个组织器官的超声图像分析。基于海量超声图像所建立的人工智能辅助诊断模型,其稳定性、泛化性及鲁棒性较以往有了显著提升,推动了高度依赖机器操控和信息数据分析的超声医学领域的发展。此外,随着深度学习(deep learning,DL)技术的快速发展,人工智能在超声医学领域应用的固有难题正逐渐被攻克。多数模型研发阶段的数据显示,人工智能对疾病的识别、诊断准确率可与经验丰富的超声医师相媲美,其应用于超声医学领域的潜力毋庸置疑,但目前仍处于早期发展阶段。若要使"超声+人工智能"真正成熟起来,还需要克服一系列的"成长问题"。

三、人工智能在病理诊断中的应用

病理科与影像科都是通过相关设备获取医学影像进行疾病诊断的,但依据两个科室的诊断特点,AI应用有所不同。病理AI现阶段主要功能在于排除阴性样本,提示阳性区域,辅助病理医生提升病理诊断效率或替代病理医生进行某些疾病的诊断。

(一)病理检查对人工智能的需求

病理诊断是一种基于图像信息的诊断方法,将疑似病灶部位的活体组织或脱落细胞制成切片或涂片后,由病理医生通过显微镜观察其细胞形态、组织结构、颜色反应等情况,结合自身专业知识与临床经验作出诊断。病理图像包含丰富的表型信息,可用于诊断和监测癌症患者的病情,预测存活率,为癌症个性化治疗提供参考依据。病理诊断是目前诊断准确性最高的一种诊断方式,病理诊断往往被作为绝大部分疾病尤其是癌症的最终诊断,被誉为疾病诊断的"金标准"。

由于国内病理学科设置合理性有待提高,病理医生培养周期较长,收入较低,工作负荷重及基层医院不重视病理学科发展等因素造成我国的病理人才流失严重,数量紧缺。持续增加的病理诊断需求与稀缺的病理医生资源的不平衡成为制约医疗行业发展的因素之一。病理诊断基于图像信息的特点使得AI助力病理诊断成为可能,有望解决病理诊断供需不平衡的发展现状。

(二)病理AI技术

病理AI诊断流程主要包括标准化切片的制作、切片数字化扫描、AI算法读片、AI提示阳性切片人工复核等环节。实现病理AI诊断的主要关键点在于标准化的制片、数字化处理、足量的基础数据对算法模型进行训练、AI算法假阴性率(病变细胞误识为正常细胞)的控制等。AI病理诊断对于切片图像的标准化要求较高,保证稳定的制片及成像标准的仪器是开发病理AI算法的基础。病理诊断覆盖的疾病种类较多,要实现病理AI对各个病种的精确诊断需要大量的病例数据支持,目前行业的主要应用在于通过对常见病种普查的辅助诊断来降低病理医生的重复性工作,提升病理诊断效率,这一模式的关键在于控制病理AI算法的假阴性率,防止出现由于算法的误判导致漏诊,使病理AI能够在保证诊断有效的前提下提升病理诊断效率。

近年来,全切片数字扫描技术将病理组织切片转换为高分辨率的数字图像,即全视野切片图像(whole-slide image,WSI),其所包含的巨大信息为机器学习(machine learning,ML)技术在病理学中的应用创造了条件。早期病理图像分析模型依赖人类对特征的工程化,需精心设计和生物模式或结构匹配的特征,进而设计算法学习特征和特定任务之间的复杂关系。而深度学习强大的特征提取能力促进了端到端学习,成为病理图像分析的主流方法。深度学习模型已被广泛用于肿瘤的检测、分级和分型,可显著提高淋巴结转移检测、乳腺癌Ki67评分、前列腺癌Gleason分级的准确率,有效预测临床特征和某些分子标记物的状态。基于深度学习的预后模型也在肺癌、黑色素瘤和胶质瘤等多种疾病中得到验证,甚至可以取得优于病理学家的结果。大量研究成果已表明深度学习技术可以为医生提供诊断参考,促进临床病理诊断效率和准确率的提升。

(三)病理人工智能的挑战与方向

深度学习等人工智能算法大大推动了病理图像自动诊断技术的发展,许多工作已经达到甚至超过临床医师的水平。然而,目前大多计算机辅助诊断模型仍未能真正进入临床应用。由于医疗数据的限制以及临床准确率和可靠性的要求,病理人工智能的研究仍面临许多挑战,需要人工智能专家与病理学家的通力合作。

1. 病理人工智能的挑战

(1)标注数据的稀缺性:费时费力的人工标注极大阻碍了深度学习算法在病理图像分析领域的广泛应用,该领域仍欠缺类似于ImageNet的数据集。一些通过众包平台获取的大量图像标注,最终仍需病理医师审核和校准。利用弱监督学习技术可以缓解对标注数据的依赖问题。此外,医疗数据往往分散在不同机构,因其敏感性而很难被开放共享。患者隐私的保护和获得使用数据的授权是医学图像研究需要遵守的必要前提。伦理法规的要求可能会限制人工智能算法的数据选择,使得研究者需要在数据保护和模型创新之间取得平衡。

(2)模型的泛化性:模型较差的泛化性是导致深度学习技术难以在临床中大规模应用的重要瓶颈。目前用于研究的病理数据集并不能代表临床实践中遇到的数据类型。不同医疗中心或地区的患者群体不同,不同的显微成像仪或染色技术会造成病理数据的差异。因此,训练数据集不能涵盖足够丰富的数据,会导致深度学习病理分析模型的泛化性较差,即模型即便在训练集上表现很好,在另一个数据源上的测试结果仍可能很差。

(3)模型的可解释性:基于深度学习的人工智能模型被认为是"黑箱"模型,其决策过程难以解释和理解。由此产生的高风险是阻碍深度学习产品获得临床实践和监管许可的主要问题之一。

2. 病理人工智能的发展方向

有效数据的积累是现阶段病理 AI 算法开发的关键。目前产业仍处于发展初期,有效数据的积累是进入下一阶段的关键。国内大部分医疗数据存储于医院以及第三方检验机构。一方面,医院内部的临床数据中心建立尚不完善,医院内部数据互联互通程度和共享程度尚低,医疗数据涉及病人隐私,共享机制和规范缺乏;另一方面,第三方检验机构具有较好的数据资源积累,但不同检验机构由于相关设备、软件的差异,数据标准化程度各不相同,往往基于自身掌握的数据资源进行算法开发。

AI 技术与数字病理相结合,可使诊疗相关的肿瘤组织生物标记物的评估更具重复性和可靠性。将组织标记物染色切片扫描构成与精准治疗紧密相关的 DP 图像集合,并构建相应的 AI 判读系统,将是肿瘤智能精准诊疗体系的重要方向。计算机专家、肿瘤医生和病理医生需要紧密协作,根据临床诊疗的具体需求开发更有针对性的肿瘤分子病理标志物的模型算法,运用大样本病例数据验证并制定相应的临床质控流程,从而实现 AI 病理诊断模式。

四、AI 在医学内窥镜诊断中的应用

不同类别的医学影像,人工智能与之结合的应用时间和成熟情况不尽相同,除以上介绍的应用外,AI 在医学内窥镜诊断中发挥越来越重要的作用。

内窥镜具有无损伤地探查人体内部的能力,是一种重要的检测手段,从光学设备向数字化成像的转换开启了内窥检测技术早期的数字化征程。面对当下人工智能应用领域不断扩大的时代潮流,AI 技术的融合,使内窥镜又一次踏上智能化新征程。

人工智能在内窥镜检测中的应用,推动了精准医疗的发展。例如,内窥镜手术过程中的自动选择最佳物理路径、巡航控制、识别病变位置、分类病变类型、自动标记等,都可以由 AI 辅助实现,不仅可以提升病患的就医体验,而且对提高疾病筛查效率、提升准确度,也意义重大。

消化内镜检查是消化道病变筛查和诊断的金标准,因此在消化内镜基础上开发的人工智能产品更具备核心临床价值,在现实意义上增加检出率。同时,AI 可深入上下消化道辅助诊断的多个环节,更具备作为独立医疗器械产品的临床价值和商业变现能力。

据《2020 中国消化内镜诊疗技术调查报告》数据,2019 年我国胃癌早期检出率为 17.21%,结直肠腺癌检出率 27.71%,结直肠癌早期检出率 16.8%。在日常检查时,由低年资内镜医生操作或病灶不明显时,医生往往需要花费更多时间停留观察,导致诊断时间延长。以一个消化科内镜医生每个病人检查 30 分钟计算,每天做满 8 个小时也只能完成不到 16 例病人的内镜检查。AI 在消化内镜上的应用集"导航"和"预警"功能于一身,通过学习大量已知结果的病灶图像,分析其大小、形状、颜色、边界、病理结果等内容,帮助智能识别消化道病灶,同时可对内镜下视频图像进行监测,通过实时提示病灶缩短诊断时间,智能留存术中最优示视野图片及异常表征图片,提升诊断效率。

除在消化内镜上,纤维支气管镜、宫腔镜、关节镜、检眼镜等也都有人工智能的应用实例,技术路径大多也是通过深度学习来实现人工智能识别、诊断,在人工智能实现上采用了不同的策略以匹配影像的数据数量不足、泛化度不够等问题。

AI 在医学影像上的应用包括但不局限于以上场景,未来所有基于视觉上的医疗信息均有可能应用人工智能来提高工作的准确率与效率。这有赖于不同类型影像数据质量的提高和 AI 算法的进化,同时在 AI 医学影像应用上也存在隐私保护、法理与伦理等诸多问题。

AI 在医学影像上的应用方兴未艾,但是道阻且长,人工智能专家和医学专家携手共进,走医工结合的新医科建设之路,方能使 AI 医学影像更好地造福人类。

(吴家祥)

第四章 | 智能医学机器人与 3D 打印技术

+·

第一节　宏观机器人

+·

机器人是人类制造的像人一样，能代替人类完成各种工作的一种机器。3000 多年前人们就幻想能制造出一种能代替人类工作的机器人，近年来随着各国在机器人研究方面大量投入，已研究出既能像人类一样进行聊天交流，又具有写文案、代码、视频脚本，以及翻译、撰写论文等功能的高智能的机器人。

一、宏观机器人发展简史

早在 3000 多年前人类就开始幻想和追求机器人。在西周时期（公元前 1066 年至前771 年），《列子·汤问》篇记载，我国的能工巧匠偃师发明出我国第一台歌舞机器人，它能歌善舞，被当作一个艺妓献给周穆王。在春秋时期（公元前 770 年至前 467 年），根据古书《墨经》中的记载，我国著名木匠祖师爷鲁班大师，使用木料与竹子制造出世界上第一个空中飞行木鸟机器人，它能在空中飞行"三日不下"。公元前 2 世纪，古希腊人研发出了利用水、空气和蒸汽压力作为动力的一种机器人，它是一种既能自己开门，又可以借助蒸汽唱歌的机器人。在公元 25 年至 220 年，我国古代科学家张衡发明了用于测量路程用的"计里鼓车"。"计里鼓车"由车上装载的木头人、鼓和钟组成，它每走 1 里路，击鼓 1 次，每走10 里击钟一次。在公元 221 年至 263 年，三国时期的蜀国丞相诸葛亮既是一名著名的军事家，又是一名发明家。他制造出了"木牛流马"，用于运送军粮，支援前线战争，做好后勤保障，是第一个陆地军用机器人。1738 年，法国著名技术大师杰克·戴·瓦克逊制造出了用于医学研究的一只机器鸭，它不仅会喝水、进食和排泄，还会游泳、发出嘎嘎叫声。1768 年至 1774 年，瑞士著名钟表工匠皮埃尔·雅克德罗和他的 2 个儿子利用齿轮和发条原理发明出 3 个像真人一样大小的机器人——写字机器人、绘图机器人和弹风琴机器人。它们有的会拿着鹅毛蘸墨水写字，有的会拿着画笔和颜色绘画，还有的会弹奏风琴。

19 世纪中叶自动玩偶分为机械制作派和科学幻想派两个流派。在机械制作机器人研究方面,1893 年加拿大摩尔设计出以蒸汽为动力的双腿沿圆周走动的机器人"安德罗丁"。1928 年,W. H. Richards 研发出世界上第一个人形机器人埃里克·罗伯特,它体内放置了马达装置,人类可以进行远程控制和通过声频控制它的运动。

从 20 世纪中期开始,机器人的研发基于自动化技术、计算机技术和原子能技术的利用,开启了现代机器人研发的新时代。从 1946 年世界上第一台数字电子计算机制造出来,人们对计算机的研究朝着高速度、大容量、低价格的方面高速发展,取得了非常大的成功。计算机研究的快速发展,进一步推动了自动化技术的突飞猛进,1957 年第一台数控机床在美国诞生了,并正式投入使用。数控机床可通过改变输入的程序指令使加工对象发生改变,适用于改型频繁、精度要求高、形状又较复杂的工件。可以批量生产,加工性能比一般自动机床高,还能精确加工复杂型面,获得非常好的经济效益。在 1947 年,数控机床技术相关的研究为机器人的进一步发展奠定了物质基础。在原子能技术的研究方面,原子能实验室常有放射性物质,危害到研究者的生命,急需某些操作机器人来代替人类处理这些放射性物质。在这种情况下,美国原子能委员会的阿尔贡研究所研制出首个遥控机械手,1948 年又进一步研制出机械式的主从机械手。1954 年美国人戴沃尔第一次提出工业机器人的概念。工业机器人是运用伺服技术来控制机器人的运动,人类对工业机器人进行操作示范,再由工业机器人自己实现动作的记录和再现。1959 年在美国诞生了首台具有编程和圆坐标功能的工业机器人,开创了机器人发展史上的新时代。1961 年,Unimation 公司制造出世界上首台工业机器人,是一种最早的实用机型机器人,它被应用于美国新泽西州首府的通用汽车公司,能生产出换挡的旋钮、固定灯具的灯架、车窗把柄、车门,还能生产出汽车内部的其他硬件等。1965 年,Roborts 发明出首个具有识别及定位简单积木视觉传感器的机器人系统。1973 年,辛辛那提·米拉克隆公司的理查德·豪恩制造出首台由液压驱动、小型计算机来控制的工业机器人,它能提升 45 千克的重物。1980 年,在日本,工业机器人被广泛使用,并获得巨大发展。

随着人类对计算机技术和人工智能技术的深入研究和运用,机器人的研究飞速发展,开发了具有移动、视觉和触觉等复杂功能的机器人。机器人的概念也进一步延伸,把具有思考、决策、动作能力和感觉系统的机器人称为智能机器人。智能机器人使机器人的技术向更广、更深方面进一步发展。把控制技术、传感技术与智能技术等运用于各个领域中,发明出各式各样的新型机器人,如地面机器人、水下机器人、空中机器人、空间机器人及微小型机器人等各种用途的机器人在各个领域中得到广泛运用。当今,通过信息技术相交互与融合,发明出软件机器人和网络机器人等。1985 年,人们借助 PUMA 560 工业机器人首次把医用机器人技术运用在外科手术中,首次通过机器人辅助定位完成神经外科活检手术。我国手术机器人研发速度也很迅速,其中非常有代表性的是自主研发的"天玑"骨科手术机器人,它是我国首个完全自主研发的手术机器人。2016 年我国又成功研发了第三代"天玑"骨科手术机器人,这种机器人定位精度已达到亚毫米级,处于世界领先水平。现在临床上被广泛应用于骨科手术中,尤其是在脊柱、四肢等部分螺钉内固定术方面。

二、机器人的特性

依据手术者和机器人之间交互的程度,医用机器人主要分自主控制型、主-从控制型与共享控制型 3 类。

(一)自主控制型

自主控制型机器人通过按照已编程的计划来再现或通过自主移动机械臂来完成操作过程,这种机器人在临床上常用于神经外科手术中立体定向。

(二)主-从控制型

主-从控制型机器人是医师始终保持对机器人操作系统的控制,医师可以通过这种机器人进行远程操作。如手术机器人达·芬奇,它分为医师控制的主端和机器人机器臂的从端两部分。医师在控制的主端通过操作控制杆,远程控制从端机器人机器臂,获得高清晰的手术部位的镜下图像,并可在人体内腔进行各种手术。

(三)共享控制型

共享控制型是介于上述两种类型之间的一种机器人,操作者可以控制机器人的机械运动。如防疫检测机器人,它由移动系统、侦检系统和数据传输系统三部分组成。移动系统通过动力驱动,使机器人在各种复杂地形下进行移动,通过数字遥控装置控制其移动速度和方向;侦检系统携带各种传感器、生命探测仪和采样器等装置,完成多种侦检任务;数据传输系统把由侦检系统传来的数字信号,通过无线数据传输,最后经过信息装置综合分析处理后显示侦检结果。

三、医用机器人的应用

随着科学和现代医学的发展,医学研究和医学诊断、治疗过程常会面临许多复杂的问题。由于医学领域的特殊性,医护人员在工作中不可避免会经常接触到病毒、细菌、有放射性的检验或治疗,还会接触有毒有害药剂、疾病污染物等;工作中还要面对疑难杂症的诊断和治疗,一些疾病部位的复杂性必须借助特殊手段进行微观的诊断和治疗,以保证周围健康组织不受伤害。在高精准治疗、高危险操作、高难度手术时,医师们要承担超负荷的身体压力和精神压力。医用机器人可以解决上述问题,帮助医护人员完成部分高危、有毒、高精准、微观等工作;医用机器人还能解决目前医护人员不足的问题。医用机器人的研发促进了现代医学的快速发展,它降低了医师的劳动强度,提高了医师的治疗精准度,提高了疾病治疗的效果,改善了患者生活质量;同时医用机器人的使用避免了部分医疗事故的发生,医学领域将向着更加自动化和智能化的方向发展。医用机器人的应用非常广泛,下面介绍几种较广泛应用的医用机器人。

（一）医疗康复机器人

医疗康复机器人是一种自动化医疗康复设备，其以康复医学、机械力学、机械学、生物力学、材料学、计算机科学和机器人学等许多领域的理论为依据，把康复医学和机器人技术相结合。目前康复机器人有康复治疗机器人、康复机械手、智能轮椅和义肢等，如手足型机械人有肌电控制前臂义手、有知觉能动义手及能行走的动力义腿等，移动及搬运型机械人有输送及转送机器人和移动升降器等。康复机器人在临床上广泛应用于康复治疗、康复护理和义肢等方面。主要作用是帮助患者完成各种运动功能的训练，从而恢复患者的运动机能，实现与正常人一样的功能。

（二）手术机器人

随着科学的飞速发展，手术机器人是集临床医学、工程技术学、人工智能、材料学及物理学等多领域知识于一体的新型机器人，使外科手术发生革命性的改变。通过数十年的快速发展，手术机器人在临床上广泛应用于颅脑外科、人工关节置换、整形外科、心血管外科、泌尿外科手术等方面。手术机器人具有高灵活性及高精度等特点，能在人体不同器官或组织中进行非常精细的手术操作；遥控操纵器系统还具有精准、微创的特点。现今最常用的外科手术机器人之一是达·芬奇手术机器人。它具有以下特点：①具有 7 个自由度的腕部结构，可模拟人的手腕活动，可在一些复杂困难的手术区域自如操作；②具有可运动缩放的手术操作系统，手术中操作者手部与操作钳的运动按照 5：1 进行缩放，手术操作更加精细；③手术操作系统可以以 3D 立体图像进行呈现，并可将手术视野放大 10 倍以上，手术视野更加清晰真实；④手术操作系统具有过滤抖动的功能，可通过机械装置消除操作者在手术中手部的细微抖动，使操作更加稳定，减少周围组织损伤；⑤手术机器人系统可通过 5G 网络技术，进行远程手术、临床教学及社会培训等工作；⑥腔镜具有双目摄像头，能提供立体图像，并且镜头带有加热功能，术中不易起雾，提高术中视野的清晰度；⑦能缓解操作者疲劳，操作者坐在操作台完成手术，与其他手术方法相比，在一定程度上能减轻操作者的疲劳。

（三）防疫检测机器人

随着现代战争武器的发展，许多国家都在进行核武器、化学武器、生物武器等的研发和应用。核生化危害场所具有核辐射、化学毒气、生化有毒物，当救援人员进入危害场所进行探查、搜救时，会不可避免地受到伤害，严重者还会危及生命。各国都在开展防核、防化及防生三防护医学救援行动的研究，以最大限度减少对救援人员的伤害。在此背景情况下，很多国家都在研究防疫检测机器人，它能在复杂地形下移动，随时取样检验，并能即时反馈探查、救援、检验数据。中国研发的防疫检测机器人备受世人的关注，它能对核生化危害场所进行定性、定量、定位、定时的检测，并同时完成搜救工作。这种机器人具有以下优点：侦检范围大、侦检速度快、侦检效率高及机动性能好，还可有效避免核生化武器等有害物质对侦检人员生命安全的伤害。

四、医学机器人的前景

21世纪是生命科学的时代,世界上许多国家都投入大量的人力和物力在该领域开展研究,其中医用机器人是生命科学的重要组成部分,通过多学科领域的知识结合,医用机器人的研究已经获得了巨大进展。从人工到智能、从宏观到微观、从虚拟到现实、从国内到国际的合作,医用机器人的研究取得了许多的成果。医用机器人的临床应用对医学的发展起到了巨大的推动作用,它不仅提高了医师对疾病诊断的正确率、治疗的精准度、疾病的治愈率,同时还有效避免了部分医疗事故的发生,使得医学领域向自动化和机器人化方向发展。随着科学技术的不断发展、各种医疗技术的不断更新以及社会的老龄化程度逐渐加剧,许多医用机器人和各种辅助医疗技术将得到更深入而广泛的研究和临床应用,新的手术工具、智能传感器、智能轮椅、医学图像采集和处理技术、远程系统传输技术等其他相关技术仍是将来研究的热点。未来人工智能的进展会使医用机器人朝着更智能、更科学、更实用的方向发展,为疾病的预防、诊断、治疗、康复提供必要的帮助。加强不同知识领域的结合,加强国际协作,使医学机器人的研究更具有知识性、综合性、实用性、广泛性,为攻克人类的疑难杂症提供新的预防、诊断、治疗、康复等手段,最终提高人类生命质量。

(董学峰)

第二节　微型医学机器人

目前,国际上对微型机器人的大小没有严格统一的定义。通常将机器人本体大小介于1毫米至1厘米间的称为毫米机器人,介于1微米至1毫米间的称为微米机器人,介于1纳米至1微米间的称为纳米机器人,后两者统称为微纳米机器人。微纳米机器人的研究是多学科、多领域的交叉研究,机器人学、生物学、物理学、材料学、化学、医药学等学科的新进展都可为微纳米机器人的研发提供动力。

一、微型医学机器人发展简史

到21世纪,微型机器人的发明才正式问世。以微驱动器和微机电等多学科领域的进展作为基础,微型机器人在技术上取得突破性发展,并逐渐成为世界学者研究的热点。微型机器人的研发只有数十年的历史,国内外都在刚刚起步的阶段,能进入人体内的微型机器人的研发产品更是屈指可数,但研究者对微纳米机器人的研究从未止步。

二、微型医学机器人的分类和特性

(一)微纳米机器人分类

微纳米机器人分为化学驱动、光驱动、磁驱动、热驱动微纳米机器人以及微生物机器人等。

微纳米机器人主要由微纳米材料制造而成,其形态有球形、圆饼形、螺旋形、笼子形、仿细菌形等;微生物机器人是使用微生物细菌、藻类细胞或白细胞等作为微米机器人,通过其自身运动特性和外部给予刺激来控制其运动。

(二)体内微纳米机器人的特性

1. 微体型

体内微纳米机器人可在体内运动,大小在 1 纳米至 1 毫米之间。体内微纳米机器人可根据其在体内的运动方式分为单一机器人和集群微机器人。单一机器人在体内运动时,操作者使用现有的医疗影像设备很难清晰观测到单一机器人的运动情况。集群微机器人与单一机器人相比,具有两大优势。一是可以提高治疗的成功率。如载药微纳米机器人,集群机器人可以增加载药剂量;在血液中运动时,单一机器人很容易被血液冲走,排出体外,或被巨噬细胞吞噬,而使用集群机器人可以避免这些方面的影响,提高治疗的成功率。二是集群机器人的运动便于用医疗影像设备进行观测。集群机器人在体内医疗的应用研究,仍是目前体内微纳米机器人领域的研究热点。

2. 微纳米机器人的材料

体内微纳米机器人对材料有特别要求。史莱姆机器人的研发最大的成果是制作机器人的材料,它的材料是由具有非牛顿流体特征的聚乙烯醇和硼砂材料,外加一层二氧化硅构成。它对环境具有非常高的适应性,黏稠度可随着其与体内不同环境条件的接触而产生变化,在液态、固态和气态环境中都可延伸爬行,还可以进行多模态操纵。但是硼砂对于人体具有一定的毒性,安全性能未得到有效安全保障。构建体内微纳米机器人的材料要求具备无毒无害、亲肤化、柔性化、易于排出体外、操作简便等特点,是目前该领域研究的重点之一。

3. 体内微型机器人的自动驾驶

体内微型机器人的自动驾驶四要素如下。

(1)微型机器人在体内运动的驱动。当今最常用的微型机器人是磁调控微纳米机器人。磁调控微纳米机器人是一种用外部电磁线圈或永磁体系统作为驱动磁性微纳米材料制作的微型机器人,使用外部电磁线圈或永磁体系统对磁性微型机器人本体施加拉力或旋转磁力矩来作为驱动力。微型机器人最常用的运动方式之一是磁场推进,运动全程可以可视化操作。磁调控微纳米机器人具有无束缚接触、远程控制运动、准确的靶向定位能力、对人体不敏感、无有害的化学试剂及不需要电力系统等优势,成为当今研究的重点。

（2）微型机器人在体内的运动。目前有两种类型：螺旋形机器人和精子状的仿生机器人。螺旋形机器人一边转动一边向前移动，精子状的仿生机器人一边振动一边向前移行。通过翻滚运动、旋转和平动来推动和操纵纳米微珠双线，沿微通道壁向上或向下控制移动，可在任意方向的表面附近移动。

（3）按照既定的路径运动。利用路径微分法，根据给定的任意路径微分成许多个小段，再让它在每一个点找离它最近的小段，来控制它向前移动的方向。通过这种新型的路径跟随控制算法，实现毫米级的磁驱动软体机器人3D路径的控制。

（4）适应体内的复杂环境运动。体内微型机器人在体内的运动，无须通信，通过完全解耦的方法，使用外部的统一信号来感知机器人，解决了如何对相同的信号产生不同的输出的问题。目前实现了4个磁性软体微型机器人的独立位置控制和3个磁性软体微型机器人的独立路径跟随控制。

三、微型医学机器人的应用

利用微流控芯片对微结构进行装配及微操作，微纳米机器人可进入人体消化道、呼吸道或血管内进行探测和递送药物，甚至进入单个细胞内部来测量细胞核的杨氏模量。微纳米机器人还可以"集群作战"，人类可控制其群体改变构型，穿过人体狭小管道，抵达指定的靶向位置释放药物，也能在人体血管中穿行，发现并杀死癌细胞。还有一种装有微型硅温度计和微型电路的微型检测装置，进入体内可以将体内的温度信息发送给记录器，测量体内局部温度的变化。

四、微型医学机器人的前景

未来微纳米机器人的研发，一方面需要纳米工程、机器人技术、材料科学、临床医学和生物学等各相关学科不断取得突破性发展，另一方面需要从自然界和生活中不断获得发明的灵感。如果微纳米机器人能达到人体细胞内分子机器的多种结构和多种功能的复杂程度，有望能帮助人类进行DNA分子编辑及重组，从分子水平上治疗疾病，由微观向宏观构建物质结构，甚至发明出新的生物能源。未来微纳米机器人可能可以应用到人体任何部位，如眼底、视网膜、血管内、呼吸道、消化道或泌尿道等。目前，微纳米机器人已成为人类探索人体微观世界的一种方法，让我们期待它造福人类的这一天早日到来。

（董学峰）

第三节 仿生机器人

仿生学(bionics)是研究生物体结构、功能和工作原理,并根据这些原理移植于工程技术之中,发明出新的性能优越的仪器、装置,创造新技术的一门科学。

仿生机器人是指模仿自然界中生物的形状、运动机理与行为方式等,能够从事生物特点工作的一种机器人。从本质讲是指将各种机、光、电、液等各种无机元器件和有机功能体相结合所组建起来的在运动机理和行为方式、控制协调和计算推理、感知模式和信息处理、能量代谢和材料结构等多方面具有高级生命形态特征,从而可以在未知的非结构化环境下灵活地、可靠地、高效地、精确地完成多种复杂任务的机器人系统。

一、仿生机器人发展简史

仿生学是 20 世纪 60 年代新出现的一门综合性边缘学科,它是生命科学与工程技术科学相互结合、相互渗透的一门学科。仿生学将有关生物学原理应用到工程系统的研发中,它已在精密雷达、水中声呐、导弹制导等许多应用领域中广泛运用,特别对目前日益发展的机器人科学起了巨大的促进作用。仿生机器人发展史主要有三个阶段。

(一)宏观仿形与运动仿生阶段

实现一定程度的人为遥控使用机电系统仿生机器人的行走、跳跃、飞行等生物功能。1968 年,美国通用电器公司研发模拟四足生物行走的四脚步行机器人 Mosher,是使用由人类控制的仿生多足步行机器人技术发展史上的一个里程碑。1969 年,日本早稻田大学加藤一郎实验室研发出世界上第一台以双脚走路的机器人。它内部的传感器能测量物体的方向和距离,还有真人大小的肢体运动控制系统、视觉系统,还能与人进行沟通;它能行走并使用带有触觉传感器的手臂抓住物体、移动物体。1991 年,加拿大学者 Delaurier 等人研发第一架模仿鸟类的飞行扑翼机。1998 年,加州理工学院与航空环境公司合作研发出第一个模仿蝙蝠的具有飞行功能的微型机器人 Microbat,它是一种通过微机电系统驱动,类似蜻蜓的微型扑翼机。

(二)机电系统与生物性能部分融合阶段

将仿生材料与传统结构相结合,用仿生驱动控制仿生机器人的运动。2000 年,日本本田技研工业株式会社发明第一个具有智能功能仿人机器人 Asimo,它会和人进行沟通,能预测对方行走方向和速度,能自动预先计算出替代路途,可避免与对方相撞。它的脚不仅能步行、倒退走、奔跑,还能单脚跳跃、双脚跳跃,甚至还能边跳跃边改变方向,也能在微不平的地面进行行走。仿人机器人 Asimo 手指动作更精细,会用手打开水杯、手握杯子、倒水,甚至还能边讲话边以手语表达讲话的内容。2008年,美国国防高级研究计划局指导研发了机器人 BigDog,通过机载计算机控制其运动。机器人 BigDog 通过体内各种传感器接收输入信息,由控制系统来控制其平衡和导航功能。通过体内配备的四个低摩擦液压缸执行器的四脚控制系统控制它的运动模式。它能在草丛、雪地、森林、沼泽等极端恶劣环境条件下进行运动,能负重150千克,爬35度的斜坡;能一次只抬起一条腿爬行或只抬起对角线的两条腿慢跑;或以每小时6.4公里的速度快速地奔跑;还能完成站起来、坐下等动作。2010年,德国的 FESTO 公司研发出仿鸟类扑翼机 SmartBird,它具有非常高的仿真性,它的外观与真鸟非常相似,以拍打翅膀的方式进行飞行。

(三)结构与生物特性一体化的类生命系统阶段

此类仿生机器人更接近生物原型,它不仅有生物的形态特征和运动方式,还有生物的自我感知、自我控制等功能。2013年,美国谷歌旗下的波士顿动力公司研发出智能仿人机器人 Atlas。机器人 Atlas 以电力加液压作为驱动,它头部安装有激光雷达和立体传感器,肢体上也安装多个传感器。它可以避开障碍物,评估地形与导航,它能在户外凹凸不平的草地和荒地上,以及户外不可控的环境下,非常自然轻快地奔跑。当遇到地上横着一段木头障碍物时,它可以使用双脚离地的方式跳过去,能完成后空翻的动作。它在完成这些复杂动作时,无论是起步还是落地都没有发生失误,智能仿人能力非常强。

二、仿生机器人分类

根据自然界仿生的对象,将仿生机器人分为5类:仿飞行生物、仿陆地生物、仿水下生物、仿水陆两栖生物及仿人。

(一)仿飞行生物机器人

仿飞行生物机器人有仿飞蛾的 ASN-211 微型扑翼飞行器、仿蝙蝠机器人、机械苍蝇、机器雨燕、纳米蜂鸟无人机、"生物选择者"蜻蜓机器人等。

(二)仿陆地生物机器人

仿陆地生物机器人有仿蟑螂六腿机器人、仿尺蠖机器人、仿大狗机器人、仿壁虎机器人、仿蚯蚓机器人、仿小象机器人、机器蜘蛛等。

(三)仿水下生物机器人

仿水下生物机器人有仿章鱼机器人、机器水母、机器鱼等。

(四)仿水陆两栖生物机器人

仿水陆两栖生物机器人有仿蛇形机器人、机器螃蟹、机器龙虾等。

(五)仿人机器人

仿人机器人有中国 HIT 仿人机器人,中国 KDW 机器人,中国 THBIP 机器人,中国 BHR 仿人机器人,日本发明的 P1,P2,P3 系列仿人机器人,德国 Johnnie 仿人机器人,法国 BIP2000 仿人机器人,韩国 HUBC 仿人机器人等。

三、仿生机器人机构的特性

(一)功能复杂性

仿生机器人能模仿生物行为及运动方式,它的机构具有较高的灵活性,部件也能独立进行工作,具备比较强的感知能力和处理能力。

(二)高冗余自由度

仿生机器人关节的自由度具备大于机器人确定其空间位姿所需要的自由度。自由度的冗余,使得仿生机器人在不平坦的地面或非结构环境等恶劣环境条件下,能进行运动并保持其动态的稳定性。

(三)材料的多样性

仿生机器人根据其功能的需求,其材料必须具备性能高、形状可控等特殊要求,它所用的材料不仅有具刚性机构的钢铁合金,还要有形状记忆合金、可伸缩智能材料等。

(四)可变性拓扑结构

仿生机器人机构具有变构态、变自由度等特性,当机器人完成复杂的动作后,它的机构仍能保持良好的运行能力。

四、仿生机器人的应用

(一)医疗服务

仿生机器人的医疗服务主要包括预防疾病和非健全病人辅助生活两方面。预防疾病主要是指用户使用护理机器人对自己的身体进行体格检查,从而了解自己的身体健康状况,可以起到预防疾病的作用。非健全病人辅助生活主要指的是先天性失聪或者失明、某种意外导致被截肢、肢体行动不便或长期没有人陪护的患者等。非健全病人利用仿生机器人来维持或改善个人的功能活动和独立性。如先天性失聪或者失明者可使用增强装置,增强听觉和视觉;截肢或肢体行动不便者使用智能化义肢可以让大脑和义肢连接起来,外骨骼不仅可以辅助行动不便的人出行,还可以辅助患者进行康复训练;陪伴机器人可以使无人陪伴的患者减少孤独感,从而防止某些心理疾病的发生。非健全病人都可以使用医疗服务机器人来提高生活的质量。

(二)公共服务

公共服务涉及日常生活、军事、航空等多个领域,应用十分广泛。主要有导购、零售、娱乐、演讲和接待等场景。公共服务机器人可以担任导购、零售、接待和娱乐等工作,人形机器人可以进行演讲表演,它们的应用可以提高个体的工作效率,从而提高社会的运转效率,降低成本。公共服务机器人在农业、工业和国防等行业也具有非常广阔的应用前景,它能用于危险品探查、军事侦察、卫星探测及农业生产中,也可以用于危险环境下的搜救任务、传送信息、侦察敌情及探索海底世界,去人类无法进入的地方去执行特殊任务,从而减少人员的伤亡。

五、仿生机器人的前景

在仿生机器人研发时,人类把目光对准了生物界,因为自然界有丰富多彩的生物体,人们力求从丰富多彩的动植物身上获得发明的灵感,把动植物的运动机理和行为方式应用到仿生机器人运动机理和控制的研究之中。21世纪我国进入老龄化社会,面临老年人的养老和慢性病康复等社会问题。仿生机器人可以代替人类的部分工作,弥补年轻劳动力及医疗资源的不足。仿人机器人的研制不仅使人类的生活更为便捷,生活质量提升,还能创造出新的就业产业、新的就业岗位。仿生机器人还可以代替人们从事某些非常危险的工作,如危险品泄露后的清理,危险环境下的搜救及军事排雷等。因此,从太空到海底,机器人在人类日常生活的各个方面起着越来越多的协助作用。仿生机器人是机器人研发领域中一个新兴发展的分支,其优异的结构和特殊的功能成为仿生学可研究的宝藏性资源。仿生机器人在救援、侦测、工程建设和改善人民生活方面,以及在未来军事发展中的无人机和微型飞行器等方面都具有广泛应用,是目前机器人领域研究热点之一,仿生机器人的发展前景是无比广阔的。

(董学峰)

第四节　医学导航机器人

导航机器人通过计算机处理集成医学影像及定位跟踪信息等,增强和完善医生的空间重建能力。

一、医学导航机器人发展简史

在1985年,美国托马斯杰弗逊(Thomas Jefferson)大学医院利用CT数据重建出了三维髋臼骨折情况,运用于临床。手术导航系统发展至今经历三个阶段:①CT/MRI 导航,是一种技术成熟、发展较早的手术导航方法,它在患者手术之前通过 CT/MRI 获得图像扫描数据,在手术过程中建立患者实际解剖结构与术前 CT/MRI 图像之间的联系,为医生的规划和操作提供丰富的二维或者三维导航图像。②透视导航,将 C 臂 X 线机透视图像与手术操作紧密结合,即在手术过程中手术器械能实时、虚拟地显示在术中透视图像上。根据导航用图像维度的不同,透视导航分为二维和三维两种透视导航方法,为医师在手术中提供良好的视觉效果。透视技术主要适用于骨骼等高密度组织的显影,因此,透视导航首先在骨科领域应用。③无图像导航,在手术过程中能实时重建患者的几何模型。早期的关节置换导航手术是利用 CT 导航,在手术前通过 CT 图像进行手术规划和过程仿真训练,因为在手术过程中患者的关节会不可避免地发生运动,降低了手术的精度。在 1995 年,法国 TIMC 研究所的 Lavallee 研发出计算机辅助前交叉韧带重建系统。利用光电导航设备,在手术中采集关节骨骼表面的几何形状,使用这些实时采集的骨面数据进行手术导航。初期的无图像导航系统是直接使用手术中重建的骨骼表面进行手术规划。

二、医学导航机器人构成及特性

(一)医学导航机器人系统构成

医学导航机器人由导航系统和机器人系统两个系统构成。导航系统由磁定位器和计算机(用于计算与图像可视化)两个部分构成。机器人系统由五自由度机器人、磁定位器及计算机(用于计算、图像可视化和控制)三个部分构成。

(二)医学导航机器人的特性

医学导航机器人的特性:①可以改变微创介入手术的学习曲线,缩小初学者与专家的差距,减少人才培养成本;②导航技术可以进行术前手术规划,与患者家属进行沟通;③在手术过程中导航技术可以实时提供三维空间导航图像,指导术中穿刺位置的调整,机器人操作使穿刺更加稳定与精确。医学导航机器人可以降低由于手术者空间定位能力不足而产生的定位误差,辅助医生完成过去认为比较危险和困难的手术;④通过医学导航机器人系统建立起新的手术操作评价体系。过去对手术操作过程只能进行定性评价,使用医学导航机器人系统既可以进行定性评价又能进行定量评价,减少实际操作与手术规划之间的误差等。根据患者自身生理特性建立直观的、全局的、具有预见性的术前规划。将手术前的规划与患者精准匹配,为患者准确执行个性化可预见的全局手术方案,有利于技术的持续改进与提高。

三、医学导航机器人的应用

手术导航是通过患者的 CT/MRI 等医学影像学资料建立基础数据源,再通过建立虚拟现实空间,并结合三维可视化技术使医师在手术前能够模拟手术的过程,制订手术方案。在此基础上,再利用光学定位仪,在手术中能实时跟踪手术器械相对于人体正常或病变组织的位置关系,从而达到辅助医师完成手术操作的目的。

目前医师在手术中快速区分病变和正常组织最有效的一种方法是使用光学分子影像手术导航系统。在手术中肉眼很难分辨的早期病灶组织,利用分子影像荧光的术中显像,能够提高病灶组织的检出率,减少术后癌症复发率,提高治疗的效果。医学导航机器人的诊断和治疗将会提高外科手术中治疗癌症的效果,提高患者的生活质量。临床统计资料数据显示:使用医学导航机器人临床疗效明显提高,可使病灶切除率提高86.7%,手术并发症减少12.1%,死亡率降低0.8%,机器人定位精准,全过程可视化,安全性把控更高,使复杂的手术简单化,简单的手术标准化。当今,在欧美发达国家,手术导航仪已经成为神经外科手术的必备的设备,主要操作技术也一直控制在欧美少数发达国家中,尚未广泛使用。

四、医学导航机器人的前景

目前已研发出一些医学导航机器人为临床医师提供强大的智能术前规划、手术中导航下全程可视、结果可预见的精准手术操作。随着医学导航机器人技术的快速发展,术前手术方案的规划及匹配、术中执行与智能控制、操作便捷度和导航精准程度等方面得到全面提升。智能手术机器人辅助方式实现的可复制化、标准化的手术流程,可以缩短医师学习曲线,使年轻医师有更多机会实际参与到较高难度的手术中,可以培养出更多医学人才,进一步强化扩展专业的医资力量,提高医院整体医疗服务质量,为医院的提质增量提供持续改革的动力。医学导航机器人也为患者提供一种更精准、创伤性更小的诊疗方法。更高效的手术、更短的住院时间,可以使病房周转率和医疗服务能力得到提升,更好地推动医院提质增效发展、提升智能化水平,从而为患者、医院乃至社会带来更多效益,造福人类。

(董学峰)

+·+

第五节　3D 打印技术

+·+

一、3D 打印技术概述

3D 打印(three dimensional printing)技术就是以数字模型为基础,基于堆积技术将物体逐层叠加立体打印的技术,本质上是一种增材制造技术。传统制造技术大多属于减材制造,比如利用车床加工金属零部件,木工制作家具零件等,制作过程会产生大量的废弃边角料。也有部分为等材制造,比如铁器的锻打,仅仅改变其物理形状、功能特性,材料没有增减。3D 就是三维的意思,目前通常采用三维笛卡尔坐标系来表示,空间中任一点均可以通过 X、Y、Z 三个坐标轴定义。平面打印中采用的是二维笛卡尔坐标系表示,平面内任一点可以通过 X、Y 两个坐标轴定义。理论上任何物体形状都可以用三维空间点的集合来表示,这一过程也就是数字化,最终可以建立适当的数字化模型。3D 打印就是将这一过程逆向进行,完成数字模型的实体化。从技术角度来看,3D 打印一共分为 3 步:①建立数字模型;②通过切片技术,将数字立体模型分成厚度相等的很多层,转化为打印机可识别的打印路径;③打印机运用粉末、液体等材料通过逐层打印的方式完成 3D 打印。

二、3D 打印技术发展简史

1892 年法国人约瑟夫·布兰瑟(Joseph Blanther)首次公开利用层叠成型方法制作地形图,他发明了利用蜡板分成不同厚度的层并将其按地形轮廓压成立体地形图的方法,这也是增材制造的基本原理。1972 年 Matsubara 在已有的纸板层叠技术的基础上开始尝试将光敏聚合树脂涂在耐高温的颗粒材料上,然后将这些颗粒填充到每个叠层,加热制成与叠层一一对应的板层,将光线根据每层图像投射到这个板层上的硬化指定部分,使用化学溶剂溶解掉没有被光固化的部分,将板层不断堆积黏结直到最后形成立体模型。1980 年日本名古屋市工业研究所的久田秀夫(Hideo Kodama)发明了利用大桶光敏聚合物成型的三维模型增材制造方法,同年 5 月申请了与该技术有关的第一项专利,这也是世界第一项 3D 打印的专利。1984 年查尔斯·胡尔(Charles W.Hull)发明了立体光固化成型技术(stereo lithography appearance,SLA),利用光催化使光敏树脂固化成型,胡尔也因此被称为“3D 打印之父”。1988 年美国人斯科特·克鲁普(Scott Crump)发明了熔融沉积成型技术(fused deposition modeling,FDM),其工作原理是利用高温把固体材料熔化后再挤压出来重新凝固成型;同年,中国快速成型技术的先驱颜永年在美国加州大学洛杉矶分校做访问学者回国后,建立了清华大学激光快速成型中心。1992 年美国 Stratasys 公司推出首台 FDM 工业级打印机——“3D 造型者(3D Modeler)”,这标志着 FDM 技术正式步入商用阶段。1993 年也被称作 3DP 技术元年,美国麻省理工学院伊曼纽尔·赛琪(Emanual Saches)教授发明了 3DP(three-dimensional printing)技术,利用黏结剂将陶瓷或金属等粉末黏结在一起,逐层累积成型。1996 年美国的 Stratasys、Z Corporation、3D Systems 等公司推出新一代立体快速成型设备,快速成型也有了现在大家熟悉的名称——“3D 打印”。1999 年也被称为医学生物 3D 打印元年,Wake Forest 大学医学院再生医学研究所根据再生医学技术,利用生物 3D 打印支架,将实验室生长的膀胱成功移植到患者体内,标志着在手术中使用 3D 打印器官已成为现实。2005 年美国 Z Corporation 公司开发出 Spectrum Z510,这也是世界首台彩色 3D 打印机,标志着 3D 打印进入彩色时代。2007 年英国巴斯大学机械工程高级讲师 Adrian Bowyer 博士开发出开源 3D 打印机项目 RepRap,使家用桌面级 3D 打印机得以迅速普及。2008 年以色列 Objet Geometries 公司开发出世界首台能够同时使用几种不同打印原料的 Connex 500 快速成型机,具有革命性意义,开创混合材料 3D 打印先河。2011 年也被称为 3D 打印医疗应用元年,比利时哈瑟尔特大学生物医学研究院利用金属材料打印出下颌骨,标志着3D打印移植物开始进入临床应用。同年,英国南安普敦大学的工程师们设计和试驾了全球首架3D打印的飞机;中国华中科技大学史玉升教授率领的团队开始为空中客车公司(空客)和欧洲航天局等单位制作飞机、卫星、航空发动机用大型复杂钛合金零部件的铸造蜡模;英国研究人员开发出世界上第一台3D巧克力打印机;Materialise成为全球首家提供14K黄金和标准纯银材料打印的3D打印服务商。2012年英国《经济学人》杂志发表专题文章,将3D打印称为第三次工业革命,这篇文章引发了社会普通大众对3D打印的重新认识,3D打印开始普及。10月,中国工程院启动调查,论证3D打印技术的"终极前景"。11月,苏格兰科学家利用人体细胞首次用3D打印机打印出人造肝脏组织,中国宣布成为世界上唯一掌握大型结构关键件激光成型技术的国家。2013年耐克公司设计出首款3D打印运动鞋,中国3D打印技术产业联盟也正式宣告成立。11月,美国Solid Concepts公司打印出全球第一款3D全金属手枪,该手枪采用33个17-4不锈钢部件和625个铬镍铁合金部件制成,并成功发射了50发子弹。2014年3D打印首次实现太空制造,3D打印心脏植入的医疗器械出现。美国惠普公司开发出多射流熔融(multi jet fusion,MJF)3D打印技术。2015年Materialise开始为空客A340 XWB飞机供应3D打印部件。3月,美国Carbon 3D公司开发出一种新的光固化技术——连续液相界面固化技术(continuous liquid interface production,CLIP),利用氧气和光连续地从树脂材料中逐出模型,该技术比目前任意一种3D打印技术要快25～100倍。2016年以色列XJet研发出纳米颗粒喷射成型金属打印设备。同年,美国Orbital ATK公司3D打印超音速发动机燃烧室测试成功;美国哈佛大学研发出3D打印肾小管;医疗行业巨头强生与Carbon合作研发3D打印手术器械。2018年西门子3D打印燃气轮机燃烧室成功运行8000小时,证明了3D打印零部件性能的可靠性。美国航空航天局(NASA)与Autodesk合作,借助AI和3D打印两项先进技术打造了史上最复杂的行星着陆器"Spider",从而使外部结构质量减少35%,性能提高30%。2019年1月,发表在自然医学杂志Nature Medicine上的一份研究显示:科学家用3D打印人造脊髓为神经"搭桥",让脊髓受损的大鼠再度行走,为脊椎中枢神经受伤的患者带来了重新行走的希望。3月,以色列的Nanofabrica宣布已研发成功微米级3D打印技术。同年4月,以色列科学家利用患者细胞成功3D打印出一颗"可跳动的心脏",西北工业大学汪焰恩教授团队也3D打印出"可生长的骨头"。5月,美国华盛顿大学与莱斯大学的合作研究团队3D打印出"可呼吸的肺"。2020年5月,我国成功完成首次"太空3D打印",同样也是全球首次连续纤维增强复合材料的3D打印实验。2022年9月斯坦福大学把由Carbon公司连续液相界面固化技术(CLIP)改进而来的新技术命名为iCLIP,该技术可以做到比目前市场上最快的高分辨率树脂3D打印机快5～10倍,并且能够使用多种树脂进行多种颜色的打印,可以在单个物体中使用多种类型或颜色的树脂。

三、常用的 3D 打印技术

(一)熔融层积成型(FDM)技术

熔融层积成型(FDM)又称为熔丝沉积,在计算机控制下,喷头沿着 X 轴方向移动,工作台沿 Y 轴方向移动,它将丝状热熔性材料加热熔化至呈液态,通过带有一个微细喷嘴的喷头挤喷出来。根据 3D 模型的数据计算好路线,移动到相应位置,喷挤出来的熔融状态下的液体材料迅速凝固成型。一个层面成型完成后,工作台沿 Z 轴方向按预定的增量下降一层的厚度,或者喷头沿 Z 轴向上升一层,材料被喷出后沉积在前一层已固化的材料上,通过材料逐层堆积形成最终的成品。FDM 的优点是成本低、维护简单、体积小、使用方便、小零件速度快、无污染等,可以大大缩短产品研发周期,降低成本,能够快速响应市场变化,满足不同顾客的个性化需求,在教育、大众消费、工业制造、建筑、医疗等领域被广泛应用。

(二)分层实体制造(LOM)技术

该技术利用激光束跟踪零件的二维截面轮廓数据来切割背面带有粘胶的箔材或纸材,每切制完一个截面,工作台连同被切出的轮廓层自动下降至一定高度,热压辊将纸材相互黏结成型。该技术的优点:成型速度较快,模型精度很高,并可以进行彩色打印,成品能耐 200℃ 的高温,具有良好的硬度和力学性能;无需设计、制作支撑结构,能直接切削加工;原材料价格便宜,原型制作成本低,可用于制作大尺寸的零部件。

(三)选择性激光烧结(SLS)技术

该技术是利用粉末材料成型的。将材料粉末均匀铺洒并刮平;用高强度 CO_2 激光扫描出零件截面;在高强度的激光照射下粉末材料被烧结在一起,得到零件的截面,当一层截面烧结完成后,铺上一层新的材料粉末并刮平,选择性地烧结下层截面,并与下面已经成型的截面黏结在一起,逐层成型。SLS 技术最大的优点在于可用材料众多,如尼龙、金属和陶瓷、蜡、树脂裹覆砂(覆膜砂)、聚碳酸酯(polycarbonate)等粉末都可以作为烧结对象。该技术无需设计支撑系统,因为粉床上未被烧结部分就是已烧结成型部分的支撑。SLS 技术给铸造工艺带来很多便利条件,如陶瓷等耐高温材料可作为铸造外壳、内芯,蜡等热塑性材料烧结的模型可做消失模。

(四)选择性激光熔化(SLM)技术

该技术也是金属材料增材制造中的一种主要技术途径。该技术利用激光按照三维 CAD 切片设计规划好的路径在金属粉末床层上逐层扫描,将金属粉末熔化,凝固后能够达到冶金结合的效果,最终获得模型所设计的金属零件。该技术与 SLS 技术主要区别是 SLM 通过激光对金属粉末直接加热熔化,不依赖黏结剂粉末,最终获得所设计结构的金属零件,凝固后的强度能够媲美冶金结合。SLM 技术为了更好地熔化金属,需要使用金属有较高吸收率的激光束,所以一般使用的是 Nd-YAG 激光器(1.064 μm)和光纤激光器(1.09 μm)等波长较短的激光束。SLM 技术的优点:使用纯金属粉末,成型的金属零件致密度可接近 100%;抗拉强度等机械性能指标优于铸件,甚至可达到锻件水平;致密度力学性能与成型精度上都要比 SLS 好一些。

(五)立体光固化成型(SLA)技术

该技术利用紫外激光束照射光敏树脂,液态光敏树脂在光照下会快速固化。液态光敏树脂在波长 250～400 nm 的紫外光照射下发生聚合反应,完成固化。SLA 将特定波长与强度的紫外光聚焦到光固化材料表面,使之按照由点到线、由线到面的顺序凝固,从而完成一个层截面的绘制工作。这样层层叠加,完成一个三维实体的打印工作。SLA 的优点是成型速度快,发展时间长,工艺成熟,应用广泛、精度比较高、表面光滑,打印质量好,适合打印精细零部件。

(六)数字光处理(DLP)技术

该技术和 SLA 类似,也是让光照射液态的光敏树脂使之固化成型。不同的是 SLA 使用聚焦为点的光,而 DLP 使用高分辨率的数字光处理器投影仪,把要打印的零部件切片分层后整层轮廓以外区域遮挡后留下打印区域的光,投影到液态光敏树脂表面,使表面待打印区域内的一层树脂固化,固化后就会生成待打印物体的一个截面。然后平台移动一层,由于液体的流动性,已固化的截面上会覆盖新一层液态树脂,这层树脂的厚度也就是该打印机的打印精度。之后再次进行下一层截面投影,新的固化层会和上一层牢固地黏结在一起,逐层叠加最终打印出三维立体的零部件。DLP 技术的优点是使用高分辨率的数字光处理器投影仪来投射紫外光,每次投射可成型一个截面。而 SLA 点光固化需要让光点移动绘出平面来,从理论上讲,DLP 速度要比同类的 SLA 快很多。

(七)黏结剂喷射(3DP)技术

该技术利用喷头按照打印机切片软件设定的路径向铺好的金属粉末上喷射黏结剂,此过程类似传统喷墨打印机。黏结剂将对应位置上的粉末黏结住,形成三维构件轮廓的一层;喷头沿 Z 轴升高一层,铺一层新的金属粉末,这一层高度也就是该打印机的打印精度,按照第二层设定路径喷射黏结剂进行黏结;如此多层黏结叠加,就能够得到三维立体零部件。该技术的优点:成型速度快,成型材料丰富,可以选择价格较低的材料,适合家用桌面型 3D 打印;黏结剂可以添加不同颜色颜料打印全彩色模型,可以认为这就是立体彩色喷墨打印技术,这也是该工艺相比其他技术最为突出的优势;成型过程不需要支撑,多余粉末的去除比较方便,且能够重复利用,不浪费,特别适合打印内腔结构特别复杂的零部件。缺点是黏结剂固定强度略低于熔融类。

(八)Polyjet 3D 技术

该技术通过将数千个光敏聚合物液滴喷射到构建平台上并使用 UV(紫外线)固化来

构建零件。它是目前可用的最快、最准确的 3D 打印技术之一。优点是可以在数小时内打印出非常精细的零部件,所以它对于打印逼真的模型尤为理想,且能够同时用不同的材料进行 3D 打印,这样可以打印复杂几何立体形状,并能够节省大量时间和金钱。

(九)连续液体界面生产(CLIP)技术

该技术是基于传统的桌面级 SLA 技术,并且利用了丙烯酸酯的氧阻聚效应,即使用一种透明透气的特氟龙膜作为树脂槽底部,供光和氧气通过。打印机可以控制氧气进入树脂池的总量及时间,进入树脂池的氧气会抑制某部分树脂固化,与此同时,光会固化剩余的液态树脂。CLIP 的优点是不仅大大加快了固化过程(20～100 倍),同时也能打印出更精细、光滑的 3D 物品。该工艺不是等待 3D 物品一层层的固化,而是采取了连续打印的方式,制作出来的物品可以和注塑零件媲美。CLIP 还能利用大多数 3D 打印机不能使用的材料,如人造橡胶及其他组织兼容的生物材料。

(十)3D 生物打印技术

该技术是利用类似于 3D 打印的技术,将细胞、生长因子和生物材料结合在一起,以制造出不同程度模仿自然组织特征的生物医学部件。通常,3D 生物打印利用逐层方法来沉积被称为生物墨水的材料,以创建类似组织的结构,随后将其用于医学和组织工程领域。3D 生物打印通常遵循三个步骤,即前生物打印、生物打印和生物后印刷。3D 生物打印基于三种主要方法:仿生、自主自组装和微型组织构造块。尽管 3D 生物打印技术的长期目标是重建整个器官,但在打印功能齐全的器官方面还处在探索阶段。

四、3D 打印技术常用领域

(一)医疗卫生

随着精准医疗的不断发展,大量个性化需求也不断涌现,3D 打印技术的优势恰恰就在这里,相关医学应用前景非常广泛,尤其是在复杂的人体结构及内部组织等领域。3D 打印技术的个性化基因能够与精准医疗完美契合。研究人员利用 3D 打印技术不断改进现有医疗应用程序,探索新的医疗方向,目前在医学领域也取得了显著成果。它能提供传统医学影像无法比拟的三维立体影像及实体模型,力争做到个体化、精准化治疗。目前 3D 打印技术医疗应用主要在于人体组织器官模型打印、术前科学规划、手术模拟、手术导板制作、手术器械制作、口腔齿科应用、康复器械与内植物的制备、医患沟通、医学教育等诸多方面。

(二)教育领域

3D 打印技术在教育领域可用于教育研究、学校教学的技术支撑、教具制作,也可以作为职业学校专业技能的学习工具,可以让学生获得重要的学术经验,建立跨学科协作,甚至培养学生的创业精神。3D打印技术进入学生课堂,能让抽象的课程变得具体,做到视觉和触觉兼具,将学生的创意、想法快速地变成现实,让学生在创新和实践能力上得到训练和提高,也能提高学生们的动脑和动手能力,会给学校的课程设置、教学模式带来全新的变革。学生利用电脑软件做产品设计,通过3D打印机进行成品制作,让虚拟世界的创作与现实世界的实物之间实现无缝连接。放飞想象的翅膀,让设计不再受制造技术的限制。

(三)航空航天

3D打印技术在航空航天领域的应用主要体现在两方面:一是应用于复杂零部件的直接快速制造;二是用于现有零部件的快速修理。通过3D打印技术无模具制作和一体化成型的特性,能够制作传统技术难以完成的复杂结构的零部件,能够通过气凝胶等新型材料应用满足极端的冷热、高压、真空等环境条件下的使用,能够通过蜂窝、孔隙设计来满足轻量化要求等。

(四)交通运输

汽车行业中采用3D打印技术实现了多种零部件的轻量化设计并量产。与其他开发流程相比,只需花很少的时间就能将创意从设计工作室搬到生产车间。通过3D打印技术快速打印各种工具、夹具、治具和可用零件的原型,更方便企业的测试与生产,尤其是对于部分小批量定制工具的制作,3D打印技术可大大节省企业成本。3D打印技术在铁路行业中的应用优势:替换件(尤其是那些可能过时的火车零部件)能够进行快速迭代;使列车运营商延长车辆运行时间,并减少列车故障时间;具备按需进行小规模量产的能力,减少对大量库存和昂贵仓储的需求等。

(五)艺术文创

在艺术设计方面,3D打印技术可以带给艺术家充分的想象空间和更大的创作自由度,可以把产品外观、功能等更加迅速地展现出来,让成品造型可以突破传统工艺的束缚。3D模型设计软件可根据设计师的思维无限重做,打印前进行耗材量计算,可以减少产品在设计上的浪费,同时也大大降低制造成本,极大地提高了设计的效率和精确度。3D打印可以把设计者和制作者在设计上的个性化创意更好地展现出来。3D扫描、打印技术应用于艺术文化创意产业是革命性的进步,在现代考古的文物发掘、保护、修复及展示等方面的应用也越来越广泛。

(六)建筑行业

3D打印技术在建筑行业的应用主要有以下几方面。一方面在于模型制作,将设计方案进行三维立体展示,并可打印实物,便于修改,解决了繁杂的沟通交流过程、价格昂贵的制作成本、太长的制作周期等难题。一方面在于新型混凝土等材料应用,能够运用更多品种的混凝土打印出不同功能、结构的建筑模块,能够预留各种管道、空隙。一方面在于直接3D建筑打印的应用,可以根据消费者自己的需求为其量身定制产品,甚至直接打印房屋、桥梁等；施工速度比传统建筑至少要快 10 倍，且建筑类型、复杂性、个性化等因素不会显著增加建设成本；打印全程由电脑程序操控，直接基于 CAD 设计进行打印，制造精度非常高，一般误差只有 5～10 mm。由于 3D 打印的高精度和极高设计自由度，建筑师的设计想法能够完整地、不打折扣地得到表达，不受建筑工人水平影响；整个过程不需要任何模板，可打印出完美的细节特点与复杂立体形状、管道等，极大地降低了人力成本。

(七)大众消费

越来越多的人开始生产个性化、定制化的产品，甚至日用品。食品打印、首饰打印，鞋服、影视道具、模型手办制作等应用场景也屡见不鲜。智造产品转型升级时代已经来临。

五、3D 打印技术在医疗领域应用

近年来，随着 3D 打印技术的发展和精准化、个性化医疗需求的增长，3D 打印技术在医疗行业的应用在广度和深度方面都得到了显著发展。从最初的组织、器官模型及手术导板的打印制作，逐渐发展到直接 3D 打印植入物、复杂手术器械、药品甚至人体组织、器官。在深度方面，由 3D 打印没有生命的医疗器械向打印具有生物活性的人工组织、器官的方向发展。

(一)医学 3D 建模

1. 数据采集

医学 3D 建模是将患者的二维医学影像转化成 3D 立体数字模型的过程。目前最常用的医学影像数据主要是 CT、MRI。

(1)CT 数据采集：①设备选择：螺距小的多排螺旋 CT；②扫描范围：根据临床需要设置；③扫描间距：一般选择 0.625～1.5 mm；④CT 扫描参数设定：根据临床需要设置；⑤分辨率：一般为 512×512 像素，尺寸为 0.5 mm×0.5 mm；⑥扫描体位：按照解剖学姿势和临床需要摆放；⑦造影剂：根据临床需要为准；⑧金属异物：伪影产生误差，尽量避免，可选择自动去除伪影的设备。

(2)MRI 对软组织有较好的解析力，但 MRI 扫描层较厚较大，一般较少用于精确数据采集，多用于标注软组织、病变范围。MRI 数据采集：①MRI 扫描序列中 T1 成像显示解剖结构较清楚，适合用于骨关节三维模型设计，T2 成像液体高信号对比较明显，适合韧带或含液体组织；MRI 增强二维断面图像适合标记肿瘤及其浸润范围。②MRI 数据主要用于与 CT 数据进行融合、配准，进行病变组织 3D 建模。

2. 常用医学 3D 建模软件

(1)Materialise's interactive medical image control system(MIMICS)，是 Materialise 公司发明的一种交互式医学影像控制处理软件系统，具有模块化结构，可以根据用户的不同需求选择不同模块。目前临床应用较为广泛，在骨科、口腔颌面外科、肿瘤外科等科室应用较多。其优势是：开发较早，接触的临床医师、医工科工程师较多，尤其是在国际上认知程度较高;功能齐全,高度整合,具有 3D 建模、编辑、计算机辅助设计、有限元分析等诸多模块。缺点是对操作人员要求较高,全功能版本非常昂贵,使用成本非常高。

(2)E3D 数字医疗三维建模与设计软件,由中南大学数字医疗与虚拟现实研究中心开发,旨在为用户提供可用于实际临床手术的数字化建模、手术规划、假体设计与分析,同时可用于手术培训和医学教育。系统特色功能包括直观便捷的扫描图像导入、智能化三维重建、多模态融合测量、虚拟手术规划、手术导板设计、植入假体设计、网格自由编辑和CAD 参数化建模、虚拟混合现实展示等功能。软件操作符合国人使用习惯,学习曲线短,适合推广应用。E3D 在通用大师版基础上,进一步开发专科软件,包括数字骨科、口腔种植、颌面外科、神经外科、粒子放疗、康复支具、肝胆外科等细分专业版本。

(3)其他软件。目前常见的有 Able Software Corp 开发的 3D-Doctor、Autodesk 公司推出的 Within Medical、Anatomage 公司开发的 Medical Design Studio、Conceptualiz 开发的移动设备软件 Ossa 3D、3D Systems 发布的 D2P、强生 DePuy Synthes 与 Materialise 公司合作推出的 ProPlan CMF 规划软件等。

3D 扫描,逆向工程,CAD 软件进行工具、器械、植入物的设计及 3D 建模,常用软件有 Geomagic Studio、Imageware、Raindrop、Paraform、UG、Solidworks、Rhino、Blender 等。

(二)3D 打印切片

3D 切片软件是 3D 打印过程中最重要的桥梁软件之一,它可以将数字 3D 模型转换为 3D 打印机可识别的打印代码,从而让 3D 打印机开始执行打印命令。具体的工作流程是:切片软件可以根据用户选择的设置将 STL 等格式的模型进行水平切割,从而得到一个个的平面图,并计算打印机需要消耗多少耗材及时间。设计打印件的支撑物,提高打印成功率。而后将这些信息统一存入 G-Code 等文件中,并发到用户的 3D 打印机中。切片软件的好坏,会直接影响打印物品的质量及打印成功率。

目前最常用的切片软件有 Ultimaker Cura、Simplify 3D、Repetier、MakerBot、PrusaSlicer、XBuilder 等,还有 3D 打印机厂家针对其产品设计的专用切片软件。

切片参数设置:①层高,可以被视为 3D 打印中的分辨率,此设置是指定每层耗材的高度。如果每一层的高度很低,那么将会打印出表面平滑的成品。但这也有一个缺点:将消耗更多的时间。②外壳厚度,指的是在开始打印中空部分之前,3D 打印机根据设置所打印的外墙厚度,这是影响成品强度最大的参数之一。通过增加数量,3D 打印机将可以打印出更厚、更结实的外墙。③填充密度,是指模型外壳内的空间密度,该功能通常用"％"作单位,如果设置的是"100％"填充,那么该模型内部将被完全填充。填充的比例越高,物体的强度、重量也会一同增加,同时带来的是更长时间的打印和更多的材料损耗。通常情况下,填充密度是在 10％～20％,如果需要更坚固的产品,也可以选择 75％ 以上的填充密度。④支撑,针对 FDM,当打印的模型超过 45°时,3D 打印机挤出的耗材将无法正常平铺在原有层面中,如果长时间进行超过 45° 的打印度数,将会出现模型外表粗糙、垂丝等现象。而通过添加支撑,这种方式可以为最终模型创造一个没有下垂的高质量环境。常见的支撑类型有"树状""网格"等多个形状,用户可以根据自己的需求进行选择。针对不同打印机类型有不同的设置参数。

(三)3D 打印成品

根据临床工作需要,可以选择不同类型打印机、不同的打印材料来完成最终的 3D 打印。FDM 打印机常用(聚乳酸(PLA)耗材成本低,打印速度慢,相对粗糙,一般应用于对时间要求不高的模型打印。光固化打印机常用树脂耗材,成本根据规格不同有较大差异,随着对光敏树脂的研发深入,目前市面上有着不同强度、柔韧性、耐温性等的光敏树脂,其临床用途也越来越广,模型、教具、导板的打印均有涉及。尼龙打印机常用聚酰胺(尼龙)耗材,其具有优良强度、韧性和耐磨性,康复辅具打印多选择此种方式。金属 3D 打印机常用钛、不锈钢、钴铬合金、钽等金属耗材,在定制化植入物、假体的打印方面有着先天的优势。

(四)临床案例

本案例利用 E3D 软件进行膝关节的三维建模和导板设计。

1. 三维建模

(1)导入数据:打开 E3D 数字医疗建模与设计系统后,单击[数据管理]菜单栏下的[导入 CT/MR]按钮,在左侧工具栏中单击[选择图像数据]按钮,选择图像数据文件夹后,单击选择文件夹按钮(图 4-5-1)。

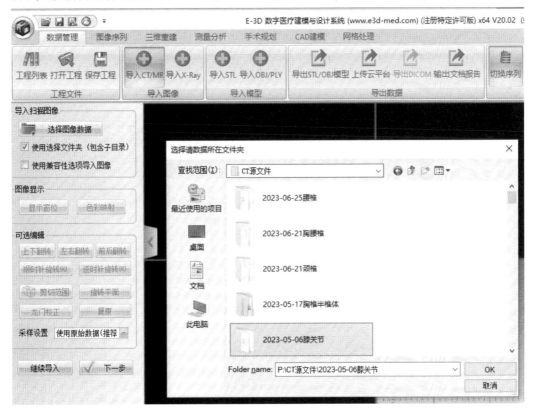

图 4-5-1 导入数据

等界面中右下角进度条满时,在右侧筛选出需要导入的序列后,单击左侧的下一步即可完成图像数据的导入(图 4-5-2)。

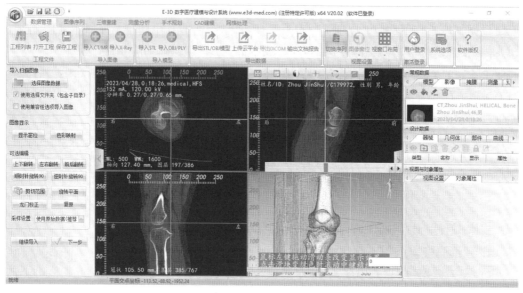

图 4-5-2 选择所需序列

(2)阈值分割:单击[三维重建]菜单,找到[阈值分割]按钮,滑动调节条至合适的值,使得掩膜伪彩覆盖感兴趣区域(图 4-5-3),点击确定执行阈值分割(图 4-5-4)。

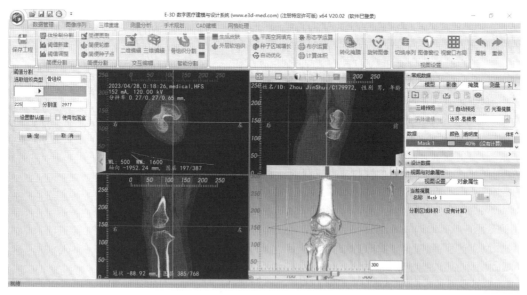

图 4-5-3 阈值分割、调整合适范围

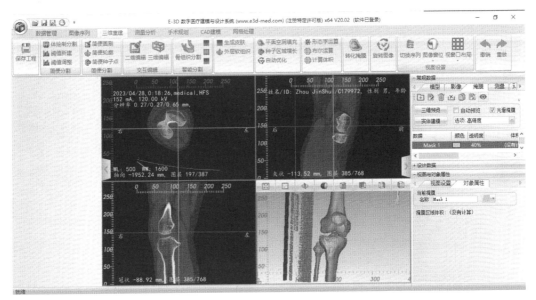

图 4-5-4　执行阈值分割

（3）团块分离：基础分割后，在相同阈值范围内，还存在许多不需要的部分。若不需要的部分与需要的部分不相连，则通过在需要的部分上创建[简便种子点]，执行计算后，会将不相连的部分删除（图 4-5-5、图 4-5-6）；若需要的部分与不需要的部分有一定粘连，则需要选择团块分离功能进行分割。

单击[团块分离]按钮，在左侧工具栏中，通过标记，使目标中的色块在各个部分显示为不同的颜色，单击[执行分离]按钮，即可将有一定粘连的模型分开（图 4-5-7）。

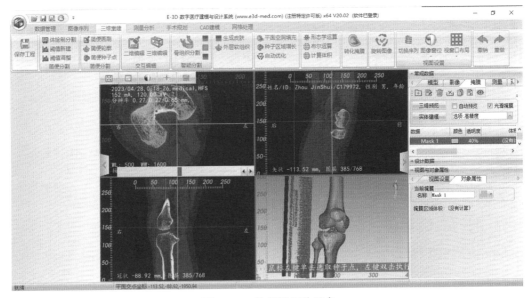

图 4-5-5　选择简便种子点

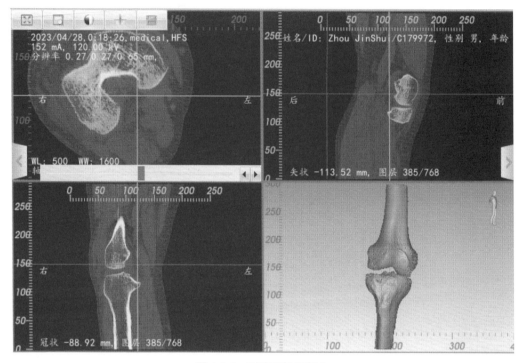

图 4-5-6　删除不相连部分

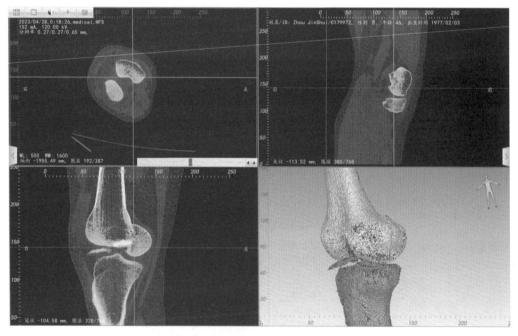

图 4-5-7　团块分离

（4）生成模型：单击右侧掩膜工具栏中的[实体建模]按钮，即可将掩膜生成模型（图4-5-8）。

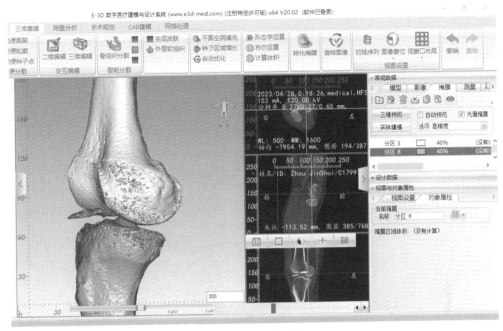

图 4-5-8　实体建模

2. 导板设计

（1）调出工具栏：建好模型后，在［手术规划］菜单中找到［通用导板设计］按钮，单击后在界面左侧出现对应的工具栏（图 4-5-9）。

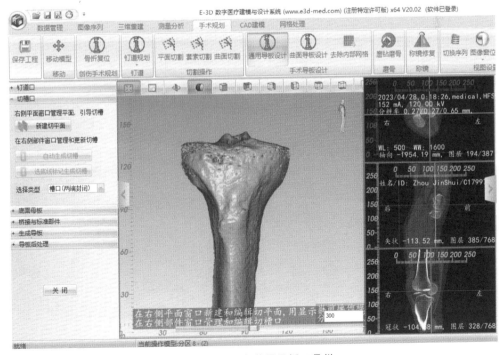

图 4-5-9　调出截骨导板工具栏

智能医学

（2）选择截骨平面：单击[新建切平面]按钮，选择[鼠标选2点（垂直视图平面）]选项（图4-5-10）。

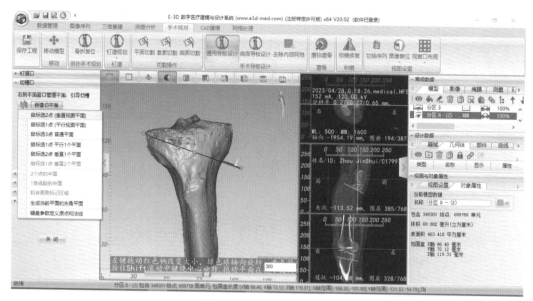

图 4-5-10 选择截骨平面

（3）旋转模型调整截骨平面：在三维视图中按住鼠标右键旋转模型，调整截骨平面（图4-5-11）。

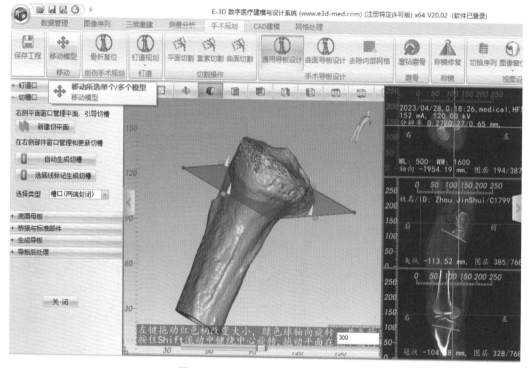

图 4-5-11 旋转模型调整截骨平面

88

单击[自动生成切槽]按钮，生成切槽(图 4-5-12)。

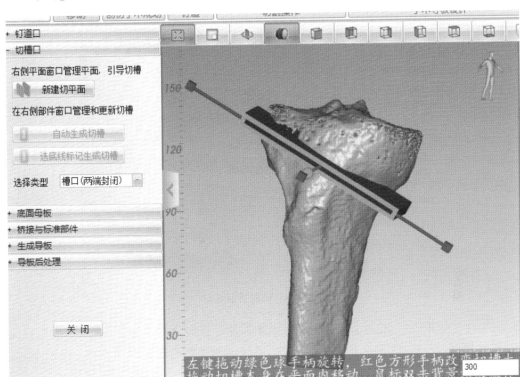

图 4-5-12 生成切槽

旋转切槽口方向至手术位置(图 4-5-13)。

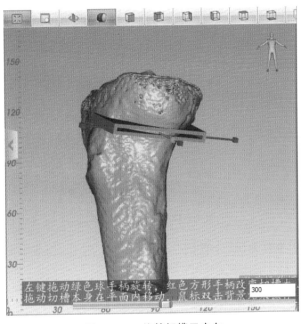

图 4-5-13 旋转切槽口方向

单击[底面母板]按钮,选择[画刷提取底面],此时模型变为蓝色(图4-5-14)。

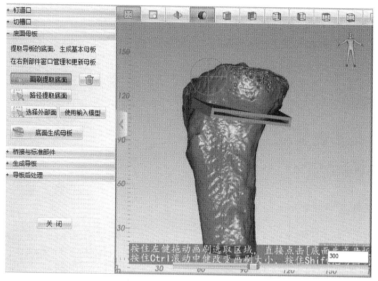

图 4-5-14　画刷提取底面

(4)生成底面母板:根据骨骼解剖特性及手术能显露部分在蓝色模型上选取导板底面(注意尽量包含转角、突起等方便术中定位),系统会根据画刷选择自动创建一个底面,显示为红色,按住 Shift 键可删除多选部位,也可使用路径提取底面(图 4-5-15)。

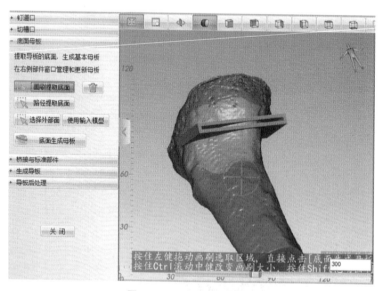

图 4-5-15　生成导板底面

确认切槽与底面位置无误后,单击[底面生成母板]按钮,生成底面母板(图4-5-16)。

最后确认切槽与底面母板位置无误后,点击[生成导板]按钮,完成导板设计(图 4-5-17)。

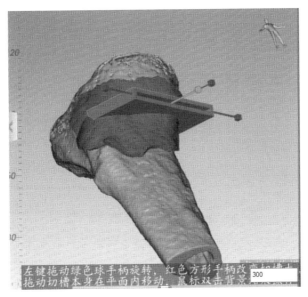

图 4-5-16 生成底面母板

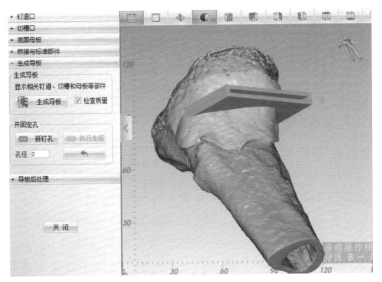

图 4-5-17 生成导板

(吕宏升)

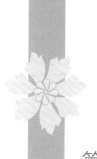

第五章│可穿戴医疗设备

第一节 可穿戴设备简介

可穿戴设备(wearable devices),又称智能可穿戴设备,是指将人机交互、传感器、无线通信等技术嵌入可以直接穿戴在人体上的电子设备,监测包括运动、生理、病理、环境等数据信息,具有可穿戴性、可移动性、可持续性、可交互性、简单操作性等特征。在现代通信技术的驱动下,可穿戴设备广泛应用于健康监测、疾病治疗、远程康复三大领域。可穿戴医疗设备(wearable medical devices)是指可以直接穿戴在身上的便携式医疗或健康电子设备,在软件支持下感知、记录、分析、调控、干预甚至治疗疾病或维护人体健康状态。它通过不同种类的传感器实时采集体温、血压、血氧、血糖、心率、呼吸频率等人体体征数据,让生命体态数据化,满足健康医疗领域的相应需求。

一、可穿戴设备发展简史

可穿戴设备的雏形可追溯到1961年,麻省理工学院数学教授Edward Thorp为了赌场作弊,同Claude Shannon合作开发了一台可穿戴计算机。随后,在1975年年末,世界上首款手腕计算器Pulsar正式发布,并在当时引发了一股流行潮。1977年,Smith-Kettlewell眼科研究所的C.C.Colin开发了一款可穿戴设备,利用头戴式的摄像头获得视觉图像,通过穿戴背心转化为触觉网格,让视觉障碍人士也"看"得见。

可穿戴设备在20世纪80—90年代获得了不断的探索与发展,1981年Steve Mann把一部Apple-Ⅱ 6502型计算机连接到了一个带钢架的背包上,再配上一个头戴式摄像机。1984年卡西欧推出了全球最早能够存储信息的数字手表Casio Databank CD-40。1989年Reflection Technology推出了一款头戴式显示屏Private Eye。1990年Olivetti推出了一款胸章,可以将用户的ID发送到固定的红外接收器,从而追踪用户所在位置。1993年哥伦比亚大学研究人员开发出一款含Private Eye头戴式显示屏的KARMA增强现实系统。1994年多伦多大学的研究人员研发了一款腕式计算机,可以将键盘和显示屏固定在前臂上。

进入 21 世纪后,MEMS(微机电系统)传感器技术、集成电路技术、GPS 定位技术、蓝牙/Wi-Fi 通信技术、边缘计算技术、云计算与移动互联网技术、人工智能算法等都得到了快速发展,使得各种可穿戴设备的种类不断增加,功能日趋强大。可穿戴设备在 2001—2013 年进入了应用萌芽期,苹果、谷歌与 Fitbit 等科技公司开始布局智能可穿戴领域,以运动健康监测为主的智能可穿戴设备开始进入市场。2012 年由于谷歌眼镜的出现,被称为"智能可穿戴设备元年"。2014 年小米推出智能手环,为商业消费级智能可穿戴行业奠定需求基础,智能可穿戴设备进入了快速发展期。从 2017 年开始,运动监测类可穿戴设备产品同质化严重,市场热度消退,可穿戴医疗设备受市场青睐,成了可穿戴技术分支里另一个高速发展的市场。

在互联网＋医疗健康、智慧医疗、远程医疗、移动医疗等国内外健康与医疗发展战略背景下,基于全生命周期健康管理和医疗健康数据的干预性治疗将成为可穿戴设备未来发展的主要方向。

二、我国可穿戴设备相关政策

伴随可穿戴设备在医疗领域的优势逐渐凸显,政府对于医用级智能可穿戴设备的重视程度逐渐加深。国家相关部门出台一系列政策,将基于可穿戴医疗设备的智能化数字医学模式上升为国家战略,行业标准化体制建设逐步健全。

2015 年 3 月,中国可穿戴联盟召开"中国可穿戴联盟标准"会议,探讨智能可穿戴标准体系,旨在保证可穿戴设备的安全性、智能性及可穿戴性。

2015 年 5 月,国务院印发的《中国制造 2025》将发展医疗级可穿戴设备上升为战略要求,并强调需提高医疗级可穿戴设备的创新能力和产业水平,重点发展可穿戴、远程诊疗等移动医疗产品。

2016 年 6 月,国务院印发的《关于促进和规范健康医疗大数据应用发展的指导意见》提出支持研发健康医疗相关的人工智能技术、生物三维打印技术、医用机器人、大型医疗设备、健康和康复辅助器械、可穿戴设备以及相关微型传感器件。

2016 年 10 月,国务院印发的《"健康中国 2030"规划纲要》指出积极促进健康与养老、旅游、互联网、健身休闲、食品融合,催生健康新产业、新业态、新模式,探索推进可穿戴设备、智能健康电子产品和健康医疗移动应用服务等发展。

2018 年国务院印发的《关于促进"互联网＋医疗健康"发展的意见》提出人工智能成为推动医疗建设的重要技术手段,鼓励利用可穿戴设备获取生命体征数据,支持研发医疗健康相关的人工智能技术、医用机器人、大型医疗设备、应急救援医疗设备、生物三维打印技术和可穿戴设备等。

2018 年 7 月,由工信部、国家发改委印发的《扩大和升级信息消费三年行动计划(2018—2020 年)》,指出明确发展方向,培育中高端消费领域新增长点将是未来政策的一大主线,提出在实施新型信息产品供给体系提质行动中,推进智能可穿戴设备、虚拟/增强现实、超高清终端设备、消费类无人机等产品的研发及产业化,深化智能网联汽车发展,引导消费电子产品加快转型升级。发展智能健康养老服务产品,满足多样化、个性化健康养老需求。

2019年3月,国家市场监督管理总局及中国国家标准化管理委员会发布《可穿戴产品应用服务框架要求》,规范了可穿戴产品的应用服务类型,还规范了不同应用服务类型的产品应保证的基本功能。

2019年9月,国家发改委等部门印发《促进健康产业高质量发展行动纲要(2019—2022年)》,提出支持企业推广穿戴式、便携式、非接触式采集健康信息的智能化健康管理、运动健身等电子产品。

三、可穿戴设备分类

可穿戴设备品种繁多,形式多样,这些产品的技术原理、结构特征、复杂程度、适用领域都存在着较大区别。

(一)依据产品性质分类

可穿戴设备可分为消费级和医用级。消费级可穿戴设备主要针对普通人群,通过对心率、热量消耗、运动量、体脂等健康指标进行监测实现自我健康管理,常见的产品有运动手环、健康手表等。医用级可穿戴设备主要针对各类疾病患者人群,通过对患者体温、血压、血糖、供氧、心电等体征数据进行实时监测实现健康监测、筛查、诊断、干预、治疗、预防等,常见的有连续血糖监测仪、可穿戴除颤仪、可穿戴式的胎心监测仪等。

(二)依据穿戴部位分类

可穿戴设备可分为:头部穿戴类,如眼镜、头盔、耳机等;躯干穿戴类,如衣服、腰带、瘦身带等;手部穿戴类,如手表、手环、腕带等;下肢穿戴类,如鞋、袜、脚链等。

(三)按数据采集模式分类

可穿戴设备可分为定时采集、需要时采集、不间断采集。定时采集是指在医生的指导下,在固定的时间内对血糖、血压、胎心等数据进行采集。需要时采集是在需要时进行个别、离散的数据采集,包括临床医疗诊断的生理、生化指标和影像数据采集;不间断采集主要面对健康人群或者亚健康人群,不间断地获取生理参数来跟踪用户的健康状况。

(四)按照穿戴方式分类

可穿戴设备分为接触型、植入型、外接型。接触型穿戴直接将传感器固定到皮肤表面,植入型穿戴则是利用传感器透皮检测,外接型可穿戴设备通过将传感器外接到固定装置实现其穿戴。

四、可穿戴设备关键技术

随着移动互联网医疗不断发展,越来越多新兴技术的应用,给可穿戴设备带来了新的驱动力。从技术层面来看,可穿戴设备主要涉及人机交互技术、传感器技术、柔性电子技术、无线通信技术、电源技术等。

(一)人机交互技术

人机交互(human-computer interaction,HCI)技术是指人与计算机之间以特定的方式,完成确定任务人与计算机之间的信息交换过程。在可穿戴设备中,用户使用频率高,这对人机交互提出了更高的要求,目前人机交互方式主要有语音交互技术、眼控交互技术、体感交互技术、骨传导交互技术、脑波交互技术、VR/AR 交互技术等,使可穿戴设备更加贴近用户的生活。

(二)传感器技术

传感器是可穿戴设备将非电信号转换成电信号的关键部件之一,具有智能化、数字化、微型化等特点。运用在可穿戴设备的传感器主要分为生物传感器、运动传感器和环境传感器。随着材料和电子科技的发展,可穿戴传感器向着更多的功能、更稳定的信号和更低的功耗方向不断发展。

1. 生物传感器

生物传感器通过提取具有感知作用的生物材料,将其转化为电信号进行检测。生物传感器主要包括血压传感器、血糖传感器、心电传感器、体温传感器、脑电波传感器等,主要应用于健康和医疗监控。

2. 运动传感器

运动传感器是将人体运动时所产生的加速度变化转化为电信号,反馈给计算机,从而实现运动检测等。运动传感器主要有加速度计、磁力计、陀螺仪、大气压传感器等。三轴加速度传感器主要用于人体姿态平衡检测,身体跌倒检测等。例如,老年人突然摔倒,含有运动传感器的可穿戴医疗设备可进行实时监测,并发出声光警报信号,提醒周边的人,对老年人进行及时的救助。

3. 环境传感器

环境传感器主要用来感应周围环境的变化,通过敏感元件阻值的变化改变输出电信号的电压值。环境传感器主要有温湿度传感器、气压传感器、气体传感器、紫外线传感器、pH 传感器等,主要用于环境检测、健康提醒等。

(三)柔性电子技术

传统的刚性材料与人体长期接触容易造成使用者皮肤刺激、组织损伤,也可能出现可穿戴设备信噪比降低、使用寿命缩短等问题。柔性电子技术是融合材料、物理、化学、电子、计算机、生物等多学科知识,将电子器件制作在柔性材料上,让弯曲、拉伸、压缩、扭转的材料仍保持光电性能、可靠性和集成度。目前,柔性可穿戴电子设备在人机交互、健康监测、医疗保健等领域具有广泛的应用,如电子皮肤、可穿戴心脏除颤器、可穿戴式心电呼吸传感器、柔性压力监测鞋垫等。

(四)无线通信技术

无线通信技术是连接用户与可穿戴设备之间的纽带,能够实现使用可穿戴设备用户之间、用户与可穿戴设备之间、可穿戴设备与其他电子设备之间的数据通信和信息共享。无线传输是可穿戴医疗设备进行生理数据采集、传输、存储与分析的基础,目前可穿戴设备与终端的通信大部分是基于使用 Wi-Fi、蓝牙、ZigBee、红外、近场通信(NFC)技术等短距离无线通信技术。

(五)电源技术

电池技术是限制可穿戴设备功能拓展的关键技术之一。可穿戴设备连续监测和收集信息,需要电池储能提供较长的续航时间,因此可穿戴设备的发展需要更高要求的电池技术的支撑。目前用于可穿戴设备的电池主要有能量收集器、锂离子电池、薄膜电池。可穿戴医疗设备还可采用无线充电方式和能量采集充电。

五、可穿戴设备的应用

近年来,可穿戴设备主要用于生命体征和运动健康状况的体外检测,在健康监测、疾病治疗、远程康复等方面具有广泛应用。临床上常见的可穿戴医疗设备有脉搏血氧仪、血压监测仪、心电图监测仪、连续血糖监测仪、助听器、除颤仪等。

(一)健康监测

根据传感器类别的不同,可穿戴设备可实时或连续监测人体各项生命指标参数,包括体温、血压、血糖、血氧、动态心电、脉搏波、睡眠、呼吸等,通过将监测数据与正常数据区间进行对比,实现患者健康风险防范。

(二)疾病治疗

治疗类可穿戴设备以微剂量、实时反馈、远程预警为主要特点,帮助人们缩短诊疗流程,节约医疗成本。如可穿戴式生理监测系统可以监测和分析心电信号的时序和形态从而帮助诊断心脏问题。穿戴式体外自动除颤仪在危急时刻可以对患者进行自动除颤。穿戴式外骨骼康复辅具可以有效地帮助患者进行康复训练。

(三)远程康复

可穿戴设备可通过步态监测、关节支撑监测、关节活动度监测等功能,指导神经系统康复和骨科术后康复患者进行康复锻炼，及时把控患者病情，减少就医压力。

六、可穿戴医疗设备的优势与不足

可穿戴医疗设备具有可穿戴性、可移动性、可持续性、可交互性、简单操作性的特征，与传统医疗设备相比具有较大的优势，主要表现在：①可实时连续检测，可穿戴医疗设备能够实时检测使用者的健康数据，帮助使用者了解身体情况和隐患，并及时做出反应。②不受就诊空间限制，患者使用可穿戴医疗设备在远离医院的环境下，也可方便地采集生理数据信息。③降低医疗成本，患者健康数据实时同步给医生，及时开展后续诊疗或病情干预，释放医疗资源，减少就医次数，降低医患双方治疗成本。④实现数据共享，通过设备应用，医疗机构及地方卫生部门可获取大量用户健康数据，促进医疗政策科学决策，同时也有利于医疗器械开拓新的市场。

然而，可穿戴医疗设备的应用仍面临着许多的挑战，主要表现在：①采集数据的稳定性和准确性。不同的工作环境下，可穿戴医疗设备测量到的人体数据存在着一定的误差。例如，大多数可穿戴设备都涉及与表皮的交互作用，这些设备中的传感器接收到的数据可能会发生失真和噪声。②电池续航问题。实时监测和随时响应的工作机制使可穿戴设备的功耗高于其他设备，续航时间是制约可穿戴设备在医学领域应用的关键因素。③安全和隐私保护。大多数的可穿戴医疗设备通过 WLAN、蓝牙、RFID 等无线通信技术进行数据传输，需要连接到互联网，这就使用户的隐私数据存在泄露的风险，需要不断地改进处理信息和分析数据的算法。

尽管可穿戴设备在快速发展过程中面临着一些问题和挑战，但随着人口老龄化不断加快，慢性病群体规模不断扩大以及新技术应用不断出现，可穿戴设备在健康管理和干预治疗等方面仍将保持快速增长势态。

（许淑茹）

第二节　健康监测应用

随着我国人口老龄化加速、慢性病高发趋近年轻化、医学模式与健康观念转变，公众对个人健康重视程度日渐提高，尤其是慢性病患者和老年人日益注重个人健康管理。但医疗资源紧张、监测连续性较差、检测等待时间长等问题，导致个人健康管理难度提升，医疗健康服务供求矛盾突出。可穿戴设备的应用将医疗重点从医院急诊救护逐渐转向家庭或社区的保健，是缓解人们对健康监测日益增长的需求与医疗资源有限的矛盾的有效途径。

随着互联网技术、人工智能等技术的普及，可穿戴设备广泛应用于慢性病患者、老年人、母婴、残疾人和健康人在内的所有人群的健康监测。消费级可穿戴设备主要针对普通健身爱好者，医用级可穿戴设备主要服务对象为各类疾病患者人群。具有监测功能的可穿戴设备主要用于生理参数的实时监测,将监测数据通过无线传输至中央处理器,中央处理器将数据发送给医疗中心或将数据整合分析后反馈给用户,实现用户健康风险防范。

一、慢性病患者健康监测

慢性疾病具有病因复杂、病程长、功能损害、社会危害广等特点。如高血压、糖尿病、冠心病、支气管哮喘、糖尿病等慢性疾病若不及时进行监测和治疗,可能会导致病情恶化,甚至死亡。因此,开发相应的可穿戴医疗设备对于慢性病的监护至关重要。在慢性疾病的管理中,患者可以通过可穿戴医疗设备在家庭中连续监测各项指标,有利于预防潜在疾病的发生和对患者进行及时救治。

(一)心电监测

由于心血管疾病的不可预测性,其致死率一直居高不下,给病人、家庭和社会带来极大的负担。及时、准确地监测患者心电信号能有效挽救患者的生命,可穿戴设备的高敏感性和实时监测功能能为更多的患者带来福音。可穿戴式心电监护设备,能够实时监测心电变化,早期发现心电的异常并报警,可及时发现潜在的心脏病,实现心肌缺血的早期筛查。因此日常监测对发现和控制心血管疾病尤为重要。

(二)糖尿病监测

糖尿病是胰岛素分泌不足或敏感性降低引发血糖控制不佳的代谢性疾病,已成为危害人类健康的主要疾病之一。有创血糖检测用于糖尿病诊断,虽然结果准确,但其过程烦琐、静脉采血量大、检测时间长,不适合对糖尿病患者进行连续监测。穿戴式连续血糖监测设备通过葡萄糖传感器检测皮下组织间液葡萄糖浓度变化,可提供连续、可靠的血糖信息,了解血糖波动情况,弥补了传统血糖监测的局限性。

(三)血压监测

高血压是由遗传、生活、环境及饮食习惯等因素共同作用导致的慢性非传染性疾病,是导致心脑血管疾病的危险因素之一。高血压患者需要长期监测血压水平,院外血压测量是患者健康管理的重要组成部分。可穿戴动态血压测量设备可以实现连续测量血压,并对血压数据进行分析比较,且对患者的干扰很小,同时可以准确识别对心血管疾病预后有负面影响的各种临床表型。

(四)睡眠障碍监测

失眠症、睡眠呼吸暂停综合征等睡眠障碍是影响身心健康的主要因素之一。如睡眠呼吸暂停低通气综合征不仅影响患者的身体健康,重者会发生睡眠中猝死,实时监测呼吸状态不仅可以帮助患者诊治,而且可以预防各种并发症的发生。可穿戴式呼吸感应系统可记录睡眠状态下患者的呼吸波数据,进而分析睡眠状态,判断睡眠质量。

(五)神经系统监测

冻结步态是帕金森运动障碍的体征之一,严重影响患者的生活质量,造成患者的心理困扰。在帕金森患者鞋内植入陀螺仪以及三轴加速传感器,可对其步态进行实时追踪和测量分析。

二、老年健康监测

老年人是慢性疾病的高发人群。高血压、心脑血管疾病等慢性疾病具有潜伏性,极有可能在毫无预防的情况下发病,使老年群体处于危险当中。可穿戴设备可以实现对老年人群的慢性疾病的健康管理,及时给予用药提醒,也可以追踪定位。同时,可穿戴设备在日常生活中也可以对老年群体的生活习惯进行监督,包括步行、站姿、坐姿、卧姿等。

Tempo 是一款专门针对老年人研发的可穿戴手环(图 5-2-1),它不仅监测运动,还融入了室内精确定位系统,用于监测老年人的生活习惯,通过生活习惯的微妙变化来判断是否发生意外或患病,并及时通知监护人。另外,Tempo 本身也具有运动、心率监测功能,如果老年人忘记佩戴,还会发送声音提醒,十分智能。

室内定位部分
- 探测手环位置
- 收集数据
- 传输数据
- 发出警报通知

可穿戴部分
- 监测用户的活动轨迹及各类参数

图 5-2-1 Tempo 手环工作模式

三、母婴健康监测

婴幼儿表达能力及自我保护意识弱,自身免疫系统发育未完善,采用可穿戴设备对其健康指标进行监测,父母可以通过电子设备及时掌握到婴幼儿的健康和安全状况。婴幼儿可穿戴医疗设备主要有智能手环、智能脚环、智能睡衣、智能尿不湿等。Owlet 公司推出的智能袜子,装有温度传感器、加速度传感器、脉冲传感器,能够实时监测和记录婴儿的体温、心率、血氧、睡眠等信息。智能纸尿裤采用无源射频识别技术,嵌入湿度传感器,当纸尿裤受潮时,设备发送信息提醒监护人更换纸尿裤。

对孕妇的监测主要包括对自身的各项生理数据进行监测及对腹中胎儿生长发育进行实时监测。胎心监测是对胎儿心率及宫缩情况进行监测,有助于及时掌握胎儿在宫内的健康状况,及时发现胎儿和孕妇在产程中的异常,对宫内窘迫、早产及流产等危急情况起到预警作用。可穿戴式的胎心监测仪包括一个用于监控胎儿心率的超声多普勒传感器以及一个用于监测子宫收缩频率和强度的压力传感器,该设备能够将监测的数据实时上传到云端服务器,医生可根据历史数据特征进行诊断。

四、残疾人群健康监测

可穿戴医疗设备的发展,为残障患者提供了更高智能化水平的康复辅具,弥补了残疾人群身体的缺陷。外骨骼机器人主要应用于协助下肢瘫痪的病人站立行走,由传感器系统、机械支撑和动力系统、软件控制系统三部分构成。外骨骼机器人根据患者下达的控制指令,来模拟人的行动步态,从而带动患者进行站立和行走的训练。

五、一般人群健康监测

一般人群健康监测多采用消费级可穿戴设备,主要通过对运动量、心率、呼吸、睡眠、热量消耗、体脂等健康指标进行监测,实现自我健康管理。常见佩戴形式有智能手环、智能手表、智能服装、书包、鞋袜等,形式多样,该类产品技术壁垒不高,受众人群较广,包括健康群体、亚健康群体。

在消费级可穿戴设备中,运动监测类穿戴设备是目前最受用户欢迎的产品类型之一,运动监测类穿戴设备通过三轴陀螺仪、加速度感应器、距离感应器等多种传感器,采集人体的多种生理指标,可以实现对运动过程中的步数、距离、活动类型和姿势的监测。随着智能可穿戴技术的快速发展,运动监测类可穿戴设备能够更好地融入日常的穿戴产品中,同时实现更智能的数据分析,为用户带来更多的运动指导和更健康的生活方式。

(许淑茹)

第三节 疾病治疗应用

可穿戴设备除用于生命体征的监测外,在辅助诊疗、个体化治疗、疗效评估等领域也发挥着重要作用。此类可穿戴设备以微剂量、实时反馈、远程预警为特点,实现治疗智能化,使患者接受远程的监测和治疗,从而缩短诊疗流程,降低长期的医疗费用。可穿戴设备用于疾病的治疗大多还处于研究和评估的阶段,但也有一部分设备已取得一定成果。

一、辅助诊疗

可穿戴设备不仅可以在诊疗过程中提高患者的生活质量及自信心,还能帮助医务人员采集、传输各类信息，对于医学生、护理学生及临床医生可起到辅助手术、辅助教学和辅助训练的作用。

(一)实时血管成像的可穿戴系统

2013 年，Evena Medical 推出的一款 Evena Eye-on 智能医学眼镜，可以让医护人员看清楚患者皮肤下方的静脉及血液流动情况，又称为"实时血管成像的可穿戴系统"。该设备向患者体表投射多光谱光线，这些光线照射到血管或组织上，眼镜上的摄像头可检测光线被血管组织反射和吸收的情况，经数据处理形成实时静脉血管图，投影显示在眼镜面罩上，在不影响护士以往操作流程的基础上，方便其更加准确、便捷和安全地完成静脉穿刺等临床操作。此外，该设备还有血管影像的存储和远程传输的功能，可以与医院的电子诊疗体系实现无缝连接。

(二)AR/VR 医用智能眼镜

AR/VR 智能眼镜是一种增强现实(AR)和虚拟现实(VR)兼容的头戴显示设备。在 AR 显示模式，佩戴者可通过该设备观看动态画面与字符，同时不影响佩戴者观察外部视景；在 VR 显示模式，佩戴者可以获得高沉浸的感官体验，它的虚拟程度要比增强现实的虚拟程度更高。AR/VR 技术在临床的辅助诊断、术前规划、手术导航、术后康复、临床教学上发挥重要作用。临床上利用增强现实技术实现了腹腔镜手术的可视化。

(三)可穿戴助听器

由先天听力障碍、人口老龄化、不良生活习惯等导致的听力障碍的患者人数日益增加。虽然听力受损不可逆，但是可以通过采取干预措施阻止听力进一步恶化。助听器是一种微型化可穿戴设备，主要包括耳背式和耳内式，具有高效率降噪、无线传输、仿生等特点，很大程度提高了听力障碍人士的生活质量。Rondo Maestro CI 助听器是一套植入式助听器，需在患者大脑皮层下植入一枚芯片，用以接收外部设备的声音信号，并转化为脉冲信号直接传输到大脑的听觉皮层中，从而帮助患者接收到声音。

(四)可穿戴视力增强器

对于视力严重低下的视觉障碍者，普通的眼镜无法让视觉障碍者看清外界，他们不能像正常人工作生活。加拿大 eSight 高科技眼镜公司推出了改善残疾者视力的眼镜，该设备使用高分辨率屏幕、智能算法和尖端摄像头，帮助低视力者看得更清楚。眼镜的正前方安装有两个传感器与一个摄像头，摄像头高速运转，将用户看到的画面迅速捕捉下来，并清晰及时地投放到患者眼前的两个 OLED 屏幕上。eSight 3(图 5-3-1)可以让 70% 以上的视力残疾者"重见光明"，这其中包括非先天造成的视力创伤患者。微软可穿戴产品 Alice band 可以帮助盲人和视力障碍人群辨识周边环境并在已辨识的环境中活动，包括乘坐公共交通。

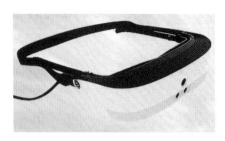

图 5-3-1　eSight 3 外观

二、在个体化治疗中的应用

已有医疗器械企业以糖尿病、高血压、心力衰竭等慢病治疗领域为切入点,研发出治疗用可穿戴设备,其可在提供便捷治疗的同时,还能根据患者的实际情况进行实时调整,从而提供个性化治疗服务。

(一)糖尿病治疗

可穿戴设备在糖尿病患者的运动治疗、饮食治疗、药物治疗以及血糖监测中发挥着重要作用。可穿戴胰岛素泵(图 5-3-2),又称"人工胰腺",主要由血糖监测模块、控制算法模块及胰岛素注射模块三部分组成。"人工胰腺"由血糖监测模块实时监测患者血糖水平,并将血糖值输送至控制算法模块计算,当血糖值高于正常值,控制算法计算出胰岛素注射剂量,输送至胰岛素注射模块,形成闭环控制系统,使患者血糖始终保持正常水平,减轻了糖尿病患者每日测血糖带来的痛苦,有利于患者的病情控制。

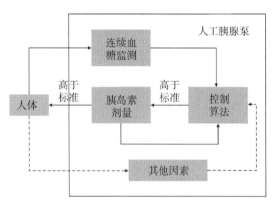

图 5-3-2　人工胰腺泵原理

(二)心血管疾病治疗

猝死包括心源性猝死和非心源性猝死,而 80% 的猝死属于心源性猝死,心源性猝死指的是由心搏骤停引发的死亡。心源性猝死在任何年龄段都可能发生,没有任何征兆,绝大多数心源性猝死是因为心室颤动。心室颤动的抢救黄金时间为 10 分钟,而最佳抢救时间为发生心室颤动后的 3～5 分钟,心脏复苏每延迟一分钟,心室颤动的患者生存概率就降低 7%～10%。

早期,心室颤动最有效的治疗方式是电除颤,然而心室颤动多发于医院之外的地方,突发患者很难在短时间内使用除颤设备。这促使了自动体外除颤仪的产生,但自动体外除颤仪需要患者卧床监控,应用场景受限。

可穿戴除颤仪的出现突破了应用场景的限制。可穿戴除颤仪由一个集成电极的贴身背心和一个有警报装置的心电信号监控器组成,该设备在危急时可进行报警并对心脏病患者进行自动除颤。背心里面的电极实时采集患者心电信号,并对信号进行分析。当监测到患者发生心律失常,尤其是心室颤动或室性心动过速的情况,监控器会发出警报提醒患者即将输送电击,如果患者不手动终止除颤,则仪器将实行电击除颤恢复正常心跳。

(三)康复治疗

在神经系统康复护理、骨科术后康复应用中,可穿戴设备通过步态监测、关节活动度监测、关节支撑等追踪分析,评估人体运动健康功能和术后康复效果,有效地帮助康复患者进行康复训练,提高康复训练的效果。外骨骼机器人是一种人机结合可穿戴装备,各级可穿戴条件分为上肢、下肢和全身外骨骼机器人。外骨骼机器人可为术后患者提供强有力的运动姿态支撑,提高移动能力,缩短康复周期。Spring Loaded Technology 公司的仿生护膝,碳纤维制成的护膝中的仿生铰链在膝盖弯曲时能够提供减震作用,而当腿伸直时能够辅助肌肉增强力量,能够帮助膝骨关节炎患者和膝盖受损患者更为舒适地进行各种活动。

(四)缓解疼痛

全球约有 30% 的人群在遭受着慢性疼痛的折磨,现在很多人使用经皮神经电刺激(TENS 或 TNS)设备来治疗慢性疼痛。NeuroMetrix 生产的可穿戴式止痛仪置于透气且舒适的运动护带上,仪器背面的电极接触皮肤,根据用户指示释放电流脉冲来刺激小腿上的感觉神经,进而向大脑发送信号释放体内镇痛剂,最终促使人体产生天然镇痛反应。鉴于患者有着不相同的治疗需求和敏感度,可在第一次佩戴时通过自定义设置疼痛舒缓仪的工作强度。

(戴厚德)

第四节　远程康复应用

远程康复是远程医疗的衍生,它能够将物联网技术和康复医疗手段结合,向居家或因特殊原因不能长期在医院治疗的患者提供如语言治疗、远程监测病情和远程咨询病情等在线康复服务。

远程康复对医疗事业的发展有着巨大的意义:它能够突破距离的限制,降低时间和经济成本,患者不需去康复中心就可以随时随地地进行康复训练,有助于让患者更积极主动地接受治疗;它能够具体问题具体分析,合理安排康复训练的内容,比如设定适合不同患者的康复训练项目的顺序、强度、时间,从而更好地达到康复的效果;它能够帮助患者更有效地与医生交流、谈论病情,有助于缓解医患之间的紧张关系;它能够实现康复医生与患者"一对多"的关系,减少医院人群拥挤情况。

一、远程康复的需求

众所周知,各个国家的人口老龄化问题越来越严重,残疾或因外伤等原因引起的有运动障碍的群体不断扩大,患有中风、高血压、心肌梗死等心脑血管疾病的患者逐年增加。医疗资源紧张,患者多、专业的康复治疗人员少,居住在贫困及偏远地区的人看病代价大,社会医疗体系尚不健全,医疗水平存在地区差异等,导致只有少部分人能得到完善的康复服务,而绝大多数人并不能获得应有的康复服务。得不到康复服务的这类人群,需要借助一定的医疗康复手段来改善他们的病情,现代通信技术结合康复工程形成的远程康复技术能很好地满足目前的需求。

二、可穿戴设备在远程康复中的应用

未来骨科病、心脏病、糖尿病、帕金森病患者的康复模式将逐渐由传统康复模式向远程康复模式转变。目前,许多研究证明了全膝关节置换术和髋关节置换术后远程康复治疗的有效性和安全性。心血管疾病患者要坚持长期有效的康复治疗,但由于人力成本高、地域障碍等,出院患者中有相当一部分无法得到充分的康复治疗。实践证明,远程康复能在一定程度上弥补传统康复模式的缺陷和不足。远程康复可以优化医疗服务,特别是可以减少患者就诊次数,进而减少患者的医疗费用和时间,以及可以扩大医疗服务范围,在农村和偏远地区提供服务。

(一)智能可穿戴式膝盖监测系统

保持良好的身体状况对个人的健康和抗衰老至关重要。膝关节作为身体负重的主要载体,在日常生活中十分重要。膝关节作为人体功能最复杂的关节,发病率极高,大多数中老年人都饱受骨性关节炎之苦,我国膝关节疾病发病率呈逐年上升趋势。骨坏死、膝盖创伤、炎症、成角畸形等疾病患者可能需要进行全膝关节置换手术。

智能可穿戴式膝盖监测系统由温度传感器、压力传感器等微型传感器组成,可以在人们的活动期间测量膝盖的角速度、加速度、皮肤温度、出汗率、肌肉压力等数据。无创且患者易操作的智能可穿戴膝关节监测系统可用于关节疾病的实时监测、评估和早期诊断、跌倒监测、活动性监测和全膝关节置换术后的远程康复。该系统可显著提高老年患者膝关节置换术后的康复质量,提高康复恢复率和患者满意度。

（二）持续葡萄糖监测系统

糖尿病属于慢性疾病，是当今社会不可忽视的一种疾病。定期监测血糖水平是糖尿病患者生活中不可或缺的一部分，倘若患者每次都需要去医院监测自己的血糖水平，会给生活带来很大的负担。传统的血糖监测仪不适合提供连续的血糖监测。可穿戴便携式血糖仪的出现解决了这一问题，该设备体积小，携带方便，可以连续监测患者的血糖水平变化，在血糖值异常时通过终端警报装置提醒患者及其家属，以便于及时就医，它还可以显示患者饮食或干预治疗后的即时效果，方便及时调整治疗方案。

（三）可穿戴步态辅助技术

步态是人体步行行为特征，是人行走时的表现形式。医疗健康和生物特征识别等领域都会应用到步态。

帕金森病是一种中枢神经系统变性疾病，临床表现主要有震颤、运动迟缓和姿势步态异常，同时患者可能伴有一些非运动症状，如抑郁、便秘和睡眠障碍等。

可穿戴步态辅助技术可以帮助医生远程监测和评估帕金森病患者运动迟缓、步态异常以及静止性震颤等症状，并根据当下的病情及时调整治疗方案。该技术能够远程传输以患者为中心的病情数据，有效地提高病情评估的准确性、客观性以及患者康复治疗的积极性（图 5-4-1）。

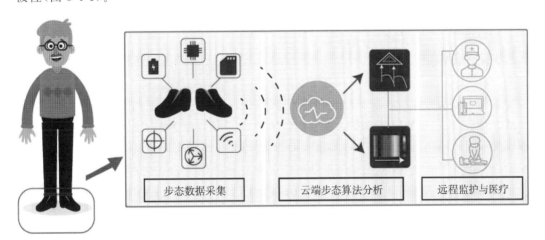

图 5-4-1 基于可穿戴步态设备的远程监护与医疗

可穿戴步态辅助技术为当今的帕金森病康复治疗和研究提供了新的技术和思路，然而，该技术还处于起步阶段，还面临着许多风险和挑战，如不能评估患者的睡眠障碍、尿失禁、抑郁、便秘等其他非运动症状。随着通信技术、数据分析技术的发展，可穿戴设备必将克服上述缺点，有效改善帕金森患者的病情和生活质量。

三、可穿戴设备在远程康复领域的发展现状与展望

(一)可穿戴设备在康复领域的发展现状

康复训练是长期且艰苦的治疗,线下医疗存在医疗资源缺乏的问题,难以实现医师与患者一对一服务,我国中部及西北地区的一些患者缺乏康复理念并且难以在线下得到优质的医疗服务,导致康复时间漫长且治愈效果不佳。远程康复的发展是必然的趋势,它不仅可以指导患者在家进行康复训练,还可以充分利用医疗资源,减少就医压力,及时准确地了解患者的病情。

可穿戴设备方便且智能化,为康复医学的发展和进步提供了新的思路。随着科技的发展,微型传感技术、通信技术、数据分析技术等都有了很大的提升,可穿戴技术因此能够更好地与康复工程、康复理念结合,产生了远程健康检测、康复治疗评估等远程康复的医疗模式。目前,可穿戴技术在医疗康复领域的应用报道还比较有限,但我们相信,随着大数据、互联网、云计算技术日渐成熟,可穿戴设备将与传统的康复理念进一步融合,使康复治疗从医院走向家庭,为解决医疗资源紧张,患者不便前往医院治疗等问题提供了切实可行的方案,促进康复医学事业的发展。

(二)远程康复发展的未来方向

远程康复未来将从产品、服务、空间环境等方面挖掘患者的需求,从技术层面提升患者的康复体验感受,充分利用医疗、社会资源,确保每个患者能够得到正常的服务和医疗机会,构建高效的康复治疗系统和舒适的康复体验。

远程康复是医疗事业发展的新兴领域,可穿戴设备与远程康复的结合既是机遇,也是挑战。目前,我国可穿戴技术在远程康复领域的研究与实践仍处于起步阶段。由于该系统还未发展成熟,它还面临着许多挑战,例如:医师无法当面指导患者训练项目,无法完全保障康复训练的安全性,不正规的康复动作可能会导致病情的恶化;实施成本较高;患者隐私无法确保完全不被泄露等。这也是可穿戴设备难以在远程康复中普及的重要原因。

可穿戴设备价格昂贵,数据准确性和安全性不是很高。未来,研究人员需要在能源与传感器方面加以改善,在价格合适的基础上,让患者享受可穿戴设备在远程康复中的便携性、安全性,以提高患者的治疗体验。

我国极少有人将传统医学与可穿戴设备结合,远程康复领域的研究人员可以充分发挥中医的作用,将针灸、中药、中医护理等中医康复技术与可穿戴设备结合,构建具有中国特色的远程康复治疗体系。

(戴厚德)

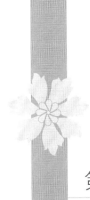

第六章 | **智慧医疗信息系统**

第一节　医院信息化

　　医院信息化是一个国家卫生工作状况和医疗服务水平的综合反映,在一定程度上反映了国家的综合实力。随着人口老龄化、医疗资源分布不均、疫情常态化等多种因素的影响,医院建设走向信息化、智慧化已成为医院发展的必然趋势。当前医院信息化建设已经取得了一些成就,如掌上预约、在线问诊、电子病历等,便民措施大大提升了患者的就医体验,让广大群众实实在在地享受到了医院信息化所带来的福利。

　　随着信息技术的快速发展,国内越来越多的医院正加速实施信息化建设。2016 年,国家颁布了《关于促进和规范健康医疗大数据应用发展的指导意见》,为我国健康医疗大数据中心建设提供了指导性意见,促进了我国健康医疗大数据中心建设的发展。在大数据与人工智能的加持下,医疗知识发现的路径与方式发生了改变,医疗诊断与决策的方式和渠道得到了创新,物联网和云计算为医疗信息共享和服务模式带来了变革。由此可见,新一代信息技术与医院信息化建设的深层次融合将是未来发展的方向。

一、概　述

(一)医院信息系统的概念

　　医院信息系统(HIS)是一种高度集成的信息管理系统,可以支持医院的各种业务流程,并利用计算机软硬件和网络技术来采集、存储、处理、提取、传输和汇总数据,为医院的运营提供全面的自动化管理和服务。

(二)医院信息系统的发展

　　HIS 的发展和实现可以追溯到 20 世纪 50 年代末。最初的 HIS 主要被用于实现财会账目和医院库房等类似功能的管理。从 20 世纪 60 年代开始,HIS 已经逐渐转向病人信息的存储。第一个面向病人信息管理的 HIS 是 1967 年在美国盐湖城 Latter-Day Saints Hospital(LDS 医院)投入使用的 HELP 系统,HELP 系统的定位是通过收集病人的信息来辅助已有的医学知识数据库,从而帮助医生进行临床决策。再看欧洲,直到 1978 年才由瑞士 Geneva 医院开发出 DIOGENE 系统,它是一套与 HELP 系统有同样目的的 HIS。然而受限于信息技术的发展,HIS 在 20 世纪 80 年代以前都仅能完成简单的数据管理和分析,即使是在整个 80 年代,HIS 也仅仅被用于极少数的大医院。随着信息技术的发展,HIS 如今已经渗透到了医疗卫生机构的各个角落,在全球有着数以千计的 HIS 系统。一些大的医疗机构,都已经实现了电子病历(electronic medical record, EMR)、影像存储与传输系统(PACS)、放射信息系统(RIS)、实验室信息管理系统(laboratory information management system,LIMS)以及以知识库为基础的临床分析和决策系统的有机结合。

纵观我国 HIS 的发展历程,20 世纪 90 年代之前,因为中国 IT 行业刚刚兴起,所以并没有开发出成熟的 HIS。直到 1992—1995 年期间,一些医院的信息科才开始组织人员编写软件,一些还能称得上"系统"的自编软件出现了。之后出现了专门的 HIS 软件公司,HIS 行业也应运而生。随着时间的推移,HIS 也从简单的收费系统、药房管理系统等,发展到可以提供完整解决方案的庞大系统;从使用单机的 DBF 数据库,发展成了由网络版大型数据库支撑的复杂系统;从磁盘操作系统(DOS)的单色界面,演变成了支持多种系统的人性化界面。伴随着信息化水平的逐步提高,国内的 HIS 公司如雨后春笋般冒了出来,这也进一步推动了国内 HIS 行业的蓬勃发展。

医院信息系统(HIS)建设阶段、临床信息系统(CIS)建设阶段、区域医疗卫生服务(GMIS)建设阶段是医院信息化进展的三个阶段。我国医疗服务部门的信息化建设依然处于 HIS、CIS 阶段,与其他发达国家存在着很大的差距。但是,随着新一代信息技术的发展,我们有机会抓住这样的机遇,加快发展"互联网+医疗健康",在一定区域范围内形成医疗服务共享,从而提升医疗服务效果,优化资源配置,实现医疗卫生管理和服务模式的重塑。

未来,"融合、延展和创新"将是智慧医疗发展的关键词。模式和技术上的创新,将对医务人员提出更高的信息化要求。以深度学习为目的,将患者就诊过程数字化,充实医疗数据知识库,掌握大数据方法,学习人工智能应用,这将是未来对医务人员提出的必备要求。

二、医院信息系统的作用

(一)医院管理信息系统

医院管理信息系统(hospital management information system,HMIS)的主要目标是支持医院的行政管理与事务处理业务,减轻事务处理人员劳动强度,辅助医院管理,辅助高层领导决策,提高医院工作效率,从而使医院能够以少的投入获得更好的社会效益与经济效益。其中财务管理系统、人事管理系统、住院病人管理系统和药品库存管理系统等系统的应用,可以有效提高医院的管理水平,提升患者的就医体验。

(二)临床信息系统

临床信息系统(clinical information system,CIS)的功能包括收集和处理病人的临床信息,丰富和积累临床知识,提供咨询、辅助诊疗和辅助决策,以及支持医院医护人员的临床活动,提高医护人员的工作效率和诊疗质量,为病人提供更多、更快、更好的服务。此外,CIS还可以支持一些特定的应用,如医嘱处理系统、病人床边系统、重症监护系统、移动输液系统、合理用药监测系统、医生工作站系统、实验室检验信息系统和药物咨询系统等。

(三)区域医疗卫生服务

区域医疗卫生服务(globe medical information service,GMIS)的主要目标是实现区域医疗资源的智能管理和信息共享,提高区域医疗的服务水平和医疗卫生体系的工作效率。依托信息技术,将社会医疗保健资源和服务如医疗保险、社区医疗、相关医院、远程医疗、卫生行政机关、药品供应商、设备供应商、银行等连接起来,推行数据共享,实现区域公共医疗卫生服务,即公共卫生与区域医疗卫生管理信息系统的主要作用。

当前,我国正在努力完善区域公共医疗系统,政府正在努力解决转诊、病历所有权归属等问题,并且正在建设基础数据系统,如居民健康档案、区域医疗数据中心等,以改善区域医疗服务水平。

三、医院信息系统的结构

医院信息系统(HMIS)主要包括住院患者管理系统、药品库存管理系统、财务系统和人事系统等。按照业务层级来分,HMIS分为"业务层""管理层""决策层"三个层次,如图6-1-1所示。

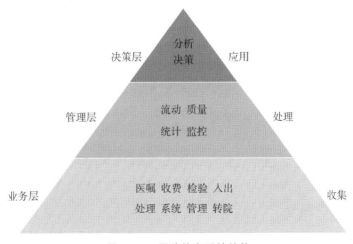

图6-1-1 医院信息系统结构

四、医院信息系统的组成

医院信息系统主要由临床诊疗、药品管理、经济管理、综合管理与统计分析、外部接口五部分组成,如图 6-1-2 所示。

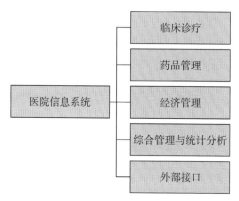

图 6-1-2　医院信息系统组成

(一)临床诊疗子系统

临床诊疗子系统包含门诊医生工作站、门诊护士工作站、临床检验系统、医学影像系统和手术麻醉管理系统等。

(二)药品管理子系统

药品管理子系统包含门诊药房管理、住院药房管理、数据准备及药品字典、药品库房管理、药品核算、药品价格管理、抗菌药物合理用药咨询等业务模块。

(三)经济管理子系统

经济管理子系统包含门诊挂号系统、门诊划价收费系统、病人住院收费系统、病人出入院管理系统、设备管理子系统、物资管理系统、财务管理与经济核算管理系统。

(四)综合管理与统计分析子系统

综合管理与统计分析子系统包含病案管理系统、病人咨询服务系统、医疗统计系统以及院长查询与分析系统。

(五)外部接口部分

随着社会的发展和改革的进行,医院信息系统不再是一座信息孤岛,它必须通过接口与医疗保险系统、社区医疗系统、远程医疗系统以及上级卫生主管部门的系统等相关平台进行对接,以实现信息的互联互通。

五、医院信息化的前景

近年来,随着互联网、物联网、云计算和大数据等信息技术的发展及普及,"智慧医疗"已成为医院信息化建设的趋势,其建设规模可分为智慧医院、智慧医疗集团及智慧医疗服务体系三类。

(一)智慧医院

目前,我国智慧医院的建设模式可以分为三类:一是基于现有医院信息系统的智慧医院建设;二是基于互联网的智慧医院建设;三是基于物联网的智慧医院建设。借助于新技术的应用,医院将提供更加智慧的医疗体验。

1. 智慧服务

它是利用互联网、物联网等新技术,为患者提供预约诊疗、候诊提醒、院内导航、检查检验结果查询、划价缴费、健康教育等服务,使医疗服务流程更便捷、更高效的新型服务方式。

2. 智慧诊疗

一是通过整合院内各医疗系统的数据,当医疗过程中出现冲突,能够实时提醒医生,减少医疗事故。二是基于大数据和人工智能技术建立的决策模型,融合循证医学知识库,实现智能化诊疗决策支持,保障医疗安全。三是将语音识别集成于电子病历系统,通过语音识别系统将医生的口述内容实时转换为文字并存入电子病历,以此提高临床诊疗效率。四是通过移动医生工作站,实现了诸如移动查房、移动监测、移动影像等医疗应用,医生可以随时随地访问住院患者的病历信息,合理利用碎片时间提高工作效率,为更多的患者送去及时雨。

3. 智慧护理

其利用无线传感技术,通过远程监控和可穿戴设备代替人工监护,提升医院护理效率,确保医疗安全。

4. 智慧管理

其依托大数据技术实施精细化管理,做到财物可溯源、能源可自控、数据可共享,从而提高医院的综合管理能力。

(二)智慧医疗集团

建立远程医疗平台可以为医联体内成员单位提供预约诊疗、双向转诊、病历查询、检验检查结果查询等服务,实现上下联动、急慢分治的分级诊疗格局,有效提高基层医疗服务水平,改善医患双方的沟通,提高医疗质量,提升医院的社会形象。

(三)智慧医疗服务体系

建立区域信息平台可以实现一定区域内医院、基层医疗卫生机构以及患者居家产生的医疗健康信息互联共享,任何医疗机构的接诊医生都能够获取患者的健康档案、既往诊疗记录等信息,辅助大医院的医生和家庭医生开展工作。此外,新一代信息技术在医药卫生领域的应用可以实现智能化管理,实现患者和医生之间的远程交流,以此提高医疗服务的效率和质量,改善患者的就医体验,提升医疗服务效果。

国家卫生健康委规划司司长毛群安表示,"十四五"期间健康中国建设全面推进,卫生健康工作从以治病为中心向以人民健康为中心转变。国家卫健委统筹推进5G、大数据、人工智能等新兴技术在医药卫生领域的应用,促进新一代信息技术与生物医药产业跨界融合,加快推动卫生健康行业高质量发展建设,为人民群众提供全方位、全周期的健康服务,为构建优质高效的医疗卫生服务体系,全面实施健康中国战略提供强有力的支撑和保障。

(陈培毅,陈雅芳)

第二节　远程医疗平台

一、远程医疗平台的概念

远程医疗平台是一个综合多种学科技术的服务平台。它利用计算机技术、通信技术和医疗技术,将医疗服务过程中产生的文字、语音和图像资料数字化,以计算机网络为载体,实现医务人员之间,以及患者与医务人员之间的异地会诊。远程医疗平台突破了地域的限制,为异地的患者进行"面对面"的疾病诊断、治疗和护理指导。当然,它也包括为异地医生提供手术指导、疾病诊断与治疗咨询。其主要目标是提高诊断与医疗水平、降低医疗开支、满足广大人民群众的就医需求。

远程医疗平台在结构上可以分为三个部分,分别为医疗服务的供方、需方和通信网络。

(一)医疗服务的提供方

通常为大型综合性医疗机构或具有鲜明特色专科的医疗机构,具有丰富的医疗专家资源、设备资源和诊疗经验。

(二)远程医疗服务的需求方

通常为当地条件有限的医疗机构,也可以是普通患者。

(三)通信网络

将远程医疗服务提供方与需求方连接起来的网络及相关诊疗设备包括:有线网络、无线网络、计算机软硬件、数字化的医疗检查仪器设备等。

二、远程医疗平台的发展

远程医疗可以分为两种基本操作模式：一种是实时交互处理，医生通过远程医疗系统，根据患者的症状和要求及时给出结论或者解释，多用于疾病诊断和处理；另一种是异步式处理，专家得到患者的申请信息和病理信息以后，在几小时甚至几天后给出反馈意见，主要用于慢性病的观察治疗和出院后的家庭康复护理。

美国学者 Wilson 于 20 世纪 50 年代末在医疗中引入了双向电视系统。远程放射医学也于同年由 Jutra 等人创立了。此后，美国的许多医疗机构开始尝试利用计算机技术开展医学活动。与此同时，"telemedieine"一词出现在了各种学术讨论中，现在我们统一将其译为"远程医疗"。

(一)第一代远程医疗

从 20 世纪 60 年代初到 80 年代中期是第一代远程医疗的发展时期，它的发展较为缓慢。这主要是由于当时的信息技术不够发达，信息传送速度慢，因此远程医疗的发展受到了制约。

(二)第二代远程医疗

第二代远程医疗始于 20 世纪 80 年代后期，在现代通信技术的不断催化下，远程医疗系统开始了飞速发展。尤其在美国和西欧国家，一大批有前瞻性的科研项目相继启动。随后，远程咨询、远程会诊、医学图像的远距离传输、远程会议和军事医学等多个领域都取得了较大突破，为远程医疗的迅猛发展奠定了坚实的基础。

美国在远程医疗的各个方向上都进行了探索和尝试，高性能计算和通信（high performance computing and communication，HPCC）计划也将远程医疗列为通过计算机及通信技术的发展实现相关产业巨大变化的九大项目之一。该计划涵盖了国家JEWISH 免疫学和呼吸医疗中心、LOSALAMOS 国家实验室联合远程医疗项目、佐治亚医学院儿科远程医疗系统、俄克拉荷马大学健康科学中心心脏病心律不齐咨询系统、MPHONE 比萨大学放射学系患者图像和数据通信系统以及 UWGSP9 远程医疗项目等。尤其是美国军方研制的"医学顾问系统"在美军的战场救护上也发挥了非常重要的作用。

欧盟组织了一项大规模的远程医疗系统推广实验，其中包括 3 个生物医学工程实验室、10 个大公司、20 个病理学实验室和 120 个终端用户，推动了远程医疗的普及。此外，日本、澳大利亚、南非等国家和中国香港地区也相继开展了各种形式的远程医疗活动。

(三)第三代远程医疗

2010 年开始，远程医疗依托高速发展的网络技术，以及逐步普及的智能移动终端，开始与云计算、云服务结合起来，逐渐呈现出个性化服务的发展特点。远程血压监测、心电监测等越来越多的智能健康医疗产品面世,给广大普通用户提供了更方便、更贴心的日常医疗监控和医疗预防服务。

(四)我国远程医疗的发展

远程医疗在中国的发展史可以追溯到 20 世纪 80 年代,1986 年广州远洋航运公司对远洋货轮急症患者进行电报会诊,1988 年解放军总医院通过卫星通信技术与德国专家进行神经外科远程病例讨论,1995 年上海教育科研网、上海医大远程会诊项目启动,1997 年7 月中国金卫医疗网络正式开通。依据当时的总体规划,卫生部提出了国家"金卫工程"军字 1、2、3 号工程,该项目被誉为军队卫生系统信息化建设的"三大工程",其中军字 2 号工程即为建设全军医药卫生信息网络和远程医疗会诊系统,以改善军队医疗服务水平,提高医疗效率。1999 年 1 月 4 日,我国卫生部首次在正式文件《关于加强远程医疗会诊管理的通知》中提及"远程医疗"一词,对远程医疗的性质、准入、医务人员资质等内容进行了限制和规范。

近年来我国加大了对远程医疗事业的推进力度。2014 年,国家卫生和计划生育委员会发布了《关于推进医疗机构远程医疗服务的意见》,同年又发布了《远程医疗信息系统建设技术指南》,指明了我国远程医疗信息系统建设的原则、目标和主要任务,大力推进了远程医疗项目建设。自 2016 年起,国家卫生和计划生育委员会还发布了《远程医疗信息系统基本功能规范》《远程医疗信息系统技术规范》《远程医疗信息基本数据集》《远程医疗信息系统与统一通信平台交互规范》等一系列行业标准,为我国的远程医疗进一步发展铺平了道路。

2018 年 6 月 22 日,国家级远程医疗协同平台正式启动,该平台目标为建立各地区的远程医疗协同机制,使各省市医院在远程医疗中心建设过程中起到主导作用和协同作用。国家远程医疗与互联网医学中心整合优势资源,以专科医联体和专病协作组的形式组建专科、专病专家委员会,以各省市远程医疗中心为依托,引入商业保险等社会资源,支持分级诊疗,加强专科资源跨区域协同,促进医保异地结算,形成线上线下相结合的协同机制。同时,在提升数据安全的基础上,利用平台数据接口,建立创新的"互联网+健康医疗"模式,提升患者体验,有效降低整体医疗费用。为了更好地发挥远程医疗的优势,我国需要加强技术研发,提高远程医疗技术的水平,推动远程医疗技术的应用,改善远程医疗服务的质量,完善远程医疗的政策法规,加强远程医疗的管理,提高远程医疗的服务水平,推动远程医疗的发展,实现远程医疗的全覆盖。

三、远程医疗的应用

远程医疗的应用场景很多,常见的应用场景除了远程会诊和远程诊疗外,还包括了远程监护、远程咨询、远程教育。

远程会诊作为远程医疗研究中应用得最广的技术,在提高边远地区医疗水平,为灾难等特殊环境中的患者提供紧急救治方面发挥着至关重要的作用。

远程诊疗(图 6-2-1)指通过网络共享患者资料,为诊断治疗疾病提供数据支撑,继而方便医生辨证开方,对患者进行治疗。

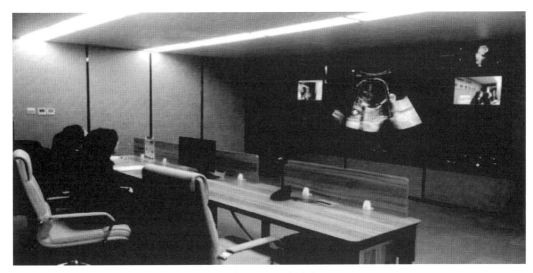

图 6-2-1　远程会诊中心

远程监护指医生、护士、家属等通过物联网,利用手机、电脑等设备,随时随地监测监护对象的身体状况,与监护对象通过远程监护系统进行交流。

远程咨询具有隐匿性、不受时间空间限制、共享优质资源等特点,可帮助患者提高治疗效率和节省就医时间及费用。

四、远程医疗的前景

在国家政策推动下,我国远程医疗市场规模出现井喷式的增长。据统计,我国的远程医疗提供商在 2019 年末到 2020 年夏这段时间内,从不到 150 家猛增至 500 余家。随着新冠肺炎疫情的暴发,远程医疗技术受到了前所未有的重视,成为抗击疫情的重要武器。2020 年 1 月 31 日晚,武汉火神山医院首个"远程会诊平台"调试成功,2020 年 2 月上海市徐汇区中心医院贯众互联网医院挂牌成功,成为上海市首家获得互联网医院牌照的公立医院,云就医环节也就此被打通,这势必开启人们的就医新体验。

未来,随着技术的不断发展,远程医疗技术将会得到更多的应用,为抗击疫情提供更多的帮助。据预计,到 2025 年,我国远程医疗市场规模将达到 1.2 万亿元,并将继续保持高速增长。为此,国家也出台了一系列扶持政策,比如政府补贴、税收优惠等,以促进远程医疗技术的发展,推动远程医疗市场的发展,实现远程医疗的全覆盖。

(陈雅芳,陈培毅)

第三节 医学云平台

一、大数据医学云平台概述

随着计算机技术和互联网技术的快速发展,各种信息需转化为计算机可识别的语言进行加工、储存和分析,数字技术在市场需求中应运而生,其主要包含大数据、云平台、人工智能、物联网、区块链和5G技术等。

云平台也称为云计算平台,即在"云"上运行计算,为用户提供包括计算、网络和存储能力等在内的各种远程服务。云平台可以分为3类:以数据存储为主的存储型云平台、以数据处理为主的计算型云平台以及计算和数据存储处理兼顾的综合云平台。

云平台是数字化转型的基石和助推器,云平台的到来加速了"网络化"到"数字网络化"到"智能网络化"的转变。

(一)数字技术在医疗领域中的作用

数字医疗技术的进步使其成为改变医疗行业现状的有效切入点。数字化医疗出现的标志应该是以计算机体层成像为代表,把数字化的计算技术引入常规的放射成像中。由此,人类开始进入"数字化医疗"时代。此后,常规脑电图、心电图以及磁共振成像、数字血管造影等都是数字化医疗发展的结晶,为人类打开了更宽的视野。

1. 数字技术在临床医疗方面的应用

在临床医疗上,医疗业务的水平高低取决于医师个人的学习能力和工作经历,传统医疗业务很大程度上依赖于医务工作者的工作经验。随着社会的进步,医疗业务开始电子化,电子病历(EMR)、实验室信息管理系统(LIMS)、影像存储与传输系统(PACS)和放射信息系统(RIS)等电子信息系统逐渐在医疗业务中大量应用,这些电子信息系统作为医师的得力助手为临床诊断和治疗提供了辅助作用,提高了医疗流程效率,成为当前临床诊断治疗建议和临床路径优化分析的基础系统之一。

伴随我国医疗行业的快速发展及数字技术的应用,这些电子信息系统完成了医疗数据的初步收集和初级分析,使得医疗信息电子化形成医疗大数据,能够保证该领域中的各项数据分类更加精准、储存更加安全、处理更加快速,便于医师管理医疗信息,有效提高了医疗数据的利用率。

2. 数字技术在医药研发方面的应用

在医药研发领域里,数字技术也得到广泛运用。通过电子设备测量患者心理和生理上的细节变化形成医疗数据信息,利用大数据技术处理测量所得的有关医疗数据信息,从中发现一定人群内患者的行为习惯等流行特点,从而分析出最适合的药物。数字技术的发展和引入,能够在医药研发工作的后续阶段利用数字技术分析和跟踪药物的不良反应,并且在药物的研究过程中利用数字技术优化管理医药研发资源。数字技术能更加广泛地采集样本,并将患者的信息传输到数据中心,拓展了数据采集样本的数量,能够更加便捷地分析药物的不良反应,避免了传统方式的不利影响。医药研发在临床前研究阶段,从新实体的发现到临床前研究平均需要 6.5 年;在临床研究阶段,从临床试验申请的 1 期临床、2 期临床、3 期临床到新药上市申请的 4 期上市及检测平均需要 7 年。通过大数据分析技术处理收集的数据可帮助研究人员确定公众对医疗用品的需求,使得医疗研发资源倾向于需求旺盛的医疗用品的研发,优化医药研发管理流程。

3. 数字技术在资源分配方面的应用

数字技术的发展还有利于医疗资源的合理分配,主要在医疗体系、制药和健康消费三大方面有所体现。通过大数据技术确定公众对于医疗资源的需求,使得医疗资源的分配更加合理。大数据技术能够收集和分析所得数据,找到消费者的健康、心理、购买力和被消费产品与消费习惯间的内在关联性,从而对健康产品有更精准的市场定位,达到合理分配资源和获得利益最大化的商业模式。

4. 数字技术在医疗企业管理方面的应用

在医疗领域,数字技术基于海量数据的集中分析和利用,提供准确的信息,成为提高企业管理水平的重要手段,为管理决策提供科学依据。医疗企业的药物产业链及加工过程中,均离不开数据和数字化、信息化、智能化生产,通过数字技术将质量检测变得可控、可视化,保证药物产业链中的质量溯源等,均可使医药企业达到供应链的精准和高效管理。

(二)云计算技术及其在医疗领域中的发展应用

云计算在医疗信息化中的应用主要是指通过第三方云平台对若干用户的医疗需求提供对应的信息资源服务。医疗单位通过公共云来实现与各医疗机构的信息资源共享。除此之外,医疗机构内部还有属于自己的私有云服务平台,确保了对保密资源的管理和使用。

医疗行业海量数据和非结构化数据,是医疗信息化中面临的巨大挑战。近年来,越来越多的国家都开始投入大量资金给医疗机构做大数据分析,积极推进医疗信息化发展,有力地推动了医疗事业的发展。

医疗机构只需为使用的资料和服务支付费用,通过使用云计算服务,降低了患者就医的成本。同时云计算服务提供对应用程序和资源的实时和远程访问,这为多个地区之间实现医疗资源共享提供了可能。

由于云计算可以整合整个区域内的医疗信息资源,这样不仅可以有效降低医疗设备的储存建设成本,还可以有效减少医疗纠纷,确保医疗收益的提升。

(三)未来展望

随着云计算与人工智能的发展,未来,云计算与人工智能将推动医疗手段,甚至是医疗模式的改变,重塑医疗产业,助力整个医学行业的发展,在医疗领域发挥重要作用,自然也将对部分医师的职业发展道路产生深远的影响。

1. 云计算技术优化医疗行业信息化

云计算具有超强的计算能力,能对海量数据进行收集、整理,并将最终分析结果存放到固定的数据库中,实现了信息资源共享,提高了整个医疗机构的服务水平,加快了医疗信息资源的建设。在医院数字化建设中,各科室共享患者医疗信息。云平台将深层次利用患者信息,进行数据挖掘、分析和利用,患者会成为整个诊疗过程的中心,医疗业务成为医院的核心。医疗机构个体不需要再投资和购买昂贵的硬件设备,进行频繁的维护与升级,云服务商会提供所有的硬件配置和更新,医疗机构个体只需花少量的钱从云平台租用相关的云服务,借助一台接入网络的电脑就可以享受云服务提供的各种信息。

2. 云计算技术提高城乡基层医疗卫生机构的服务水平

目前,许多大医院都开始系统地收集医疗服务和管理信息,运用数字化医疗设备、各类应用软件和计算机网络平台将这些信息进行分类、整理、统计、分析和反馈,同时与医院外部的信息系统进行数据交换和信息共享,大幅度提升整个医院的医疗服务水平。而相比大医院,基层卫生机构投资数字化改造显然难以负担这些费用,但可通过计算机网络连接共享医疗信息和医疗设备,提供软件服务和信息共享服务。

3. 云计算技术提供个性化服务

在多云网络的状况下,云计算可以提供大型云主机、云环境,建立一个基于云计算的大型虚拟医疗信息数据库,充分利用云平台超强的数据处理能力,最大化地整合优化资源和服务,为患者的个性化需求提供服务基础。这样既减轻了医务人员的工作负担,又节约了患者看病的时间,提高了看病效率。

4. 云计算技术给医疗效果的测评提供后台保障

在云计算模式中,相关的医疗信息存储在"云"中,为医疗机构之间的协作架起一座桥梁,医师以及专业健康保健人员可随时随地调度患者的健康数据进行诊治,避免治疗时机被延误。患者可以随时随地以某种便捷、安全的方式获得自己的主治医师信息并对其及时地作出评价,同时将评价存储在"云"中。云计算运用其强大的计算能力对该医师所负责全部患者的评价指标、康复指标和医疗费用等进行统计分析,最终为医疗保险及患者医疗安全提供更多更具参考价值的综合信息知识集群。

二、数字可视化医疗医学云平台在临床应用中的初步实践

随着现代医学的发展和医疗信息化水平的提高,医疗机构在日常运行中产生了大量医疗数据。多数医疗机构每年都要投入大量的资金来扩建数据中心的存储容量,以应对日益增长的数据处理需求。但大多数医院产生的数据仍然限于在局域网内使用,采取本地化存储、提取的方法,难以共享,海量数据并没有得到充分的使用。

随着云技术的发展,医疗机构可根据自己的实际需求,通过互联网向云服务商定购所需的云服务,按订购服务的多少和时间长短向厂商支付费用,并通过互联网为服务对象提供服务。采用云平台的形式,便于使用各种终端来采集数据,包括移动设备、个人电脑或

者更高级的超级计算机。

数字可视化医疗医学云平台一方面体现在数据的可视化,通过特殊的数字技术,将数字信息转变为图形,使得抽象的事物和过程通过可视化技术变成易于理解的图像。另一方面,可以采用最新的数字人体技术来应用于各种临床场景,包括医疗、科研、教学和管理等方面。目前,数字可视化医疗医学云平台可以使用区块链技术以确保数据的共享操作和安全性。

(一)医学影像云服务平台

医学影像数据可以通过公共或者商业性的医学影像云平台,在云端进行数据储存、快速调用,以实现跨地域、跨医疗机构的数据共享,为医师和患者提供更加便利的临床影像数据服务,帮助医疗机构降低医疗数据管理成本。同时也便于医疗管理部门掌握全民的健康信息,建立全民电子健康档案,完善监管体系,推进区域分诊。

在现代化医院中,80%～90%的医疗数据信息来源于医学影像,传统以单体医院为单位的影像存储让医院不堪重负。医学影像云平台有望为医疗机构解决这一难题,国内的阿里巴巴、腾讯、华为和国外的亚马逊、微软等互联网巨头,都积极地在医学影像云平台服务方面进行布局。未来,通过医学影像云平台可以降低医疗数据处理成本并提高效率,让患者得到更好、更优质的医疗服务,从而实现医疗资源的最有效配置。

1. 医疗影像云的主要应用场景

目前,医疗影像云的主要应用场景可分为影像云存储、影像云应用、医疗协同、医疗教育和健康管理五大类。

2. 云影像诊断平台

国内目前有一些公司已经在尝试商业化的云影像诊断平台,该平台不受终端限制并能够快速、高效地帮助影像医师完成线上阅片、报告撰写等在线工作,为当地的远程影像诊断中心与基层医疗机构之间建立一道沟通桥梁。其最大作用是推翻了以往传统影像医师只能依托放射科室完成诊断作业的工作模式,使医师无论身居何地、何种场景都可以便捷、灵活地完成影像诊断工作。实时同步和云存储功能也确保了数据高效传输与安全稳定,有效地缩短作业时间,提升工作效率。

(二)数字人医学云平台

数字人体是由信息科学技术与人体解剖学结合而成的新技术,与之相关的开发研究是当今世界的前沿科技领域之一。早期数字人体主要是建立一个"理想人"用于医学教育和科研。随着技术的发展,又有了"数字双胞胎"的概念,有望在一个虚拟的人体上实施虚拟手术等干预,完善治疗计划后再真正实施在人体上。

目前,已经有一些公司可以提供商业化的"数字人云平台"并用于互联网在线教育。通过云在线的方式,为客户提供基于数字人的互联网教学、互动与考核的相关服务,为用户提供混合式的学习、评估系统,提高医学院校的信息化教学资源建设水平,方便教师的教学,协助学生的自主学习,成为医学教学的优质工具。

三、人工智能医疗云平台的建立与前景

（一）人工智能医疗云平台概述

向云端加速迁移是医疗行业在信息技术应用方面的一个阶段性变化。过去，整个行业的 IT 基础设施与系统是高度分散的，企业往往配备强大的防火墙，采用内部管理的方式。这种零碎、定制化的 IT 管理方式背后是对数据安全的担忧。现在，医疗行业已经开始效仿金融服务等其他领域，在不牺牲数据安全的前提下，充分享受云计算带来的成本与便捷优势。

在全球范围内，许多国家在寻求数字化医疗服务方面面临着前所未有的挑战，这使得目前的医疗保健模式日益紧张，向患者提供更好服务的压力也越来越大。

如今，医疗机构可以使用云计算技术这种协作方式有效处理数据，将数据分析成有意义的信息并交付使用。医疗机构只需为使用的资料和服务支付费用，便可使用云计算服务。云计算的应用，可以实现自动统计医疗数据，精确分析患者问题，帮助医师确定最有效的治疗方法。此外，依托云计算还可将医疗信息数据标准化，不仅可以提高医疗质量、解决治疗当中的问题、避免过度治疗，还可对一些不确定的问题进行预测。

（二）人工智能云平台有助于医疗行业转型和创新

虽然临床医师和护理团队希望能更多地关注患者，但是他们大部分的时间却花在了繁重的电脑系统操作上。各地的医疗机构难以管理和分析每天生成的数据集，因此缺乏运营和监管机制。在人工智能和云计算的协助下，利用新技术助力医疗行业转型，能够减轻医师工作负担，提升患者治疗效果和满意度。

1. 为精准医疗行业的发展建立基础

智能云可根据需要提供超级计算，为研究者、数据科学家和临床医师提供云驱动的基因组处理服务，实现大量数据处理的工作负载。例如：癌症是由很多不同的突变经过复杂的相互作用最终引起的，这意味着查找根源需要仔细审视相关基因组的一切。肿瘤学家在描述自己的工作时会出现不一致现象，并且很难独自完成这项庞大的工作，这也让这项工作变得更加复杂。汉诺威项目探索了一种数据驱动型方法，使用机器来自动处理癌症专家评估的每个患者的病历数据，从而寻找可能适用于每个疾病诊断的基因研究。

2. 健康行业向云转型

云计算不仅受到很多企业组织和医疗机构的青睐，为精准医疗行业的发展建立了基础，还可利用数据和 AI 技术进行分析，在安全和自动化的基础上让医疗卫生机构更容易转移到云端，并以这种方式实现数据分析和机器学习的全部潜力。

3. 赋能医疗工作人员

医疗健康专家想要花费更多时间研究患者疾病，可以通过使用最先进的机器学习和计算机视觉技术将医学图像转化为测量设备，这样不仅可提升临床医师个性化治疗的能力,也可为医院节省成本。

四、混合现实医疗云平台的建立与前景

利用互联网的云计算资源构建医疗混合现实所需要的基础计算服务,并利用多种混合现实终端给医疗工作者在临床、教学和科研等多个方面提供一整套开放的在线共享平台。在该平台上,医师可以自由创建个人主页,上传医学影像资料后可以进行肿瘤标记、手术方案设计等操作并对病例进行储存或分享,从而建立海量的专业真实病例库,将晦涩难懂的医学知识以全息影像的形式呈现。

同样在该平台上,医师可以实现全息的手术导航指导、远程的全息手术协作,未来更可以实现手术机器人的全息远程操作,混合现实云技术将可能使得同一时间不同地区的人们通过该平台实现跨越空间式的医学交流。

(一)公有云、私有云和混合云

云平台包括公有云、私有云和混合云三种部署方案。常规互联网公司的业务系统一般构建于公有云之上,而常规医院的信息系统一般构建于独立的私有云系统。混合现实医疗云平台的建立需要使用综合二者优势的混合云部署方案,即需要远程协作的相关内容使用公有云系统实现,而常规数据则保存在私有云系统内。

1. 公有云

公有云通常指第三方云服务提供商用户能够使用的云,一般通过 Internet 使用,可能是免费或成本低廉的,是云计算最常见的方式。微软蔚蓝、亚马逊网络服务和谷歌云是公有云的典型示例。在公有云中,所有硬件、软件和其他支持性基础结构均为云提供商所拥有和管理。在公有云中,不同用户共享相同的硬件、存储和网络设备,并可以使用网页浏览器访问服务和管理帐户。

2. 私有云

私有云是为一个企业或组织单独使用而构建的,提供对数据、安全性和服务质量的最有效控制。私有云可在物理上位于组织的现场数据中心,也可由第三方服务提供商托管。但是,在私有云中,服务和基础结构始终在私有网络上进行维护,硬件和软件专供组织使用。私有云可使组织更加方便地自定义资源,从而满足特定的 IT 需求。私有云的使用对象通常为政府机构、金融机构以及其他具备业务关键性运营且希望对环境拥有更大控制权的中型到大型组织。

3. 混合云

混合云是一种结合公有云和私有云的基础设施模式,允许工作负载和数据随着需求和成本的变化以灵活的方式在私有云和公有云之间移动,从而为企业提供更大的灵活性以及更多数据部署和使用选项。专业人员在必要时可轻松扩展、重新部署或减少服务,通过提高效率和避免不必要的开支来节省成本。

(二)混合现实医疗云平台的建立

医疗数据涉及患者隐私问题,在很多情况下属于敏感数据。常规数据都会保存在医院内部的私有云上,而在某些需要远程协同的场合,则有必要通过公有云达成医疗数据的远程共享与协同使用。这部分主要基于公有云平台进行构建,这就可以充分利用混合云的方式,结合私有云与公有云两者的优势来建立混合现实医疗云平台。

在公有云系统里部署面向各个医疗机构的医疗数据同步服务器,医疗机构根据业务需求,将其需要放到云端的数据通过数据同步客户端自动同步到云端,当数据到达公有云端以后则可以提供给不同的应用客户端进行远程访问。

混合现实医疗云平台的核心业务运行在公有云系统内,影像存储服务、全息同步服务和音视频中转服务的搭建是关键,具体的业务应用在底层都会依赖于这些服务系统。影像存储服务解决了专业医学影像数据的云端存储和传输应用问题,全息同步服务主要用于多个不同混合现实客户端应用之间的全息状态的同步功能,音视频中转服务主要用于解决远程音视频实时传输和同步的问题。

不同医院的私有云系统的架构大同小异,都包含医院信息系统、PACS、LIMS 等核心医疗系统,其中和混合现实医疗云平台相关性最大的是 PACS 系统,其主要的任务就是把影像科室日常产生的各种医学影像通过各种接口以数字化的方式海量保存起来,当需要的时候在一定的授权下能够很快地调回使用。

(三)混合现实医疗云平台的前景

目前,混合现实医疗云平台还是受限于混合现实设备的价格和普及性,但随着各个不同厂商纷纷推出自己的混合现实设备,相关技术在不断趋于成熟的同时,设备价格也必将出现大幅度的下降,进而可以在医疗应用的各个领域得以推广应用。目前医师用户已经可以在混合现实医疗云平台上自由创建个人主页,通过上传医学全息影像达到和其他用户远程交流的目的。未来随着技术的发展,医师则可以进一步通过混合现实医疗云平台完成基于全息影像的临床手术规划、远程手术导航和远程手术机器人手术实时操作等临床应用,并促进不同地域医师的深度交流。

(朱宇兰)

第七章 | 智能医学综合应用

第一节　医疗大数据信息挖掘

随着医疗卫生领域信息技术及其应用的发展，在医疗服务、健康管理和卫生监管等过程中产生的医疗数据正呈大幅度增长态势，形成了海量的医疗大数据。利用数据挖掘技术深入挖掘潜藏在海量医疗大数据背后的有用信息和知识，在推动分级诊疗、辅助诊断、临床决策、疾病预防、健康管理、医保支付等领域具有重要应用价值。本节在介绍医疗大数据来源、类型和特点的基础上，重点阐述医疗大数据信息挖掘基本方法和实现流程，最后给出了医疗大数据信息挖掘在医疗卫生领域的应用案例。

一、医疗大数据来源、特点及应用概述

（一）医疗大数据的来源与分类

医疗大数据是在所有与医疗及生命健康相关的活动过程中产生的数据集合。如图7-1-1所示，医疗大数据的主要来源包括临床大数据、健康大数据、生物大数据和运营大数据等四个渠道。

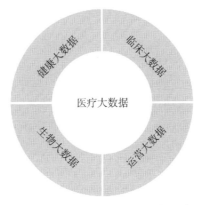

图 7-1-1　医疗大数据的来源与分类

1. 临床大数据

经过数十年医疗领域信息化建设,医院信息系统(HIS)成为临床大数据来源的重要载体,为第一大医疗大数据提供最重要的大数据来源。一般来说,临床大数据主要通过如电子病例系统(electronic medical record system,EMRS)、影像存储与传输系统(PACS)、放射信息系统(RIS)、临床决策支持系统(clinical decision support system,CDSS)以及实验室信息系统(laboratory information system,LIS)等 HIS 子系统提供电子健康档案、医学影像与信号、自发性报告系统等临床医疗数据。

2. 健康大数据

健康大数据主要来源于对个人健康产生影响的生活方式、环境和行为等方面的数据,可以分为个人健康记录、社交媒体健康数据和潜在的其他健康数据。其中个人健康记录主要包括个人运动追踪设备、可穿戴设备等采集的个人健康数据,以及各种健康设备通过远程等方式收集(或采集)用户的诸如心电数据、血氧浓度、呼吸、血压、体温、脉搏、运动量等体现生命体征的信息与数据。

3. 生物大数据

生物大数据是指从生物学实验室、生物医学工程实验室、临床应用和公共卫生领域获得的基因组学、转录组学、实验胚胎学、代谢组学等科研临床数据。特别是近年来高通量分子分析整合、管理和探索等临床应用工具的蓬勃发展,促使其与电子健康档案、健康大数据开始互相整合,使开发个人健康动态预测模型成为可能,有助于实现真正的个性化与精准化医疗,促进临床实践与生物医学专业研究之间的相互作用。

4. 运营大数据

运营大数据是指各类医疗机构、社保中心、医疗保险机构、药企药店等由运营而产生的数据,包括各病种治疗成本与报销数据,医药、耗材、器械采购与管理数据,药品研发数据等。运营大数据可以有效降低医疗费用,有助于医院精细化运营及有效控制成本,可以使决策者多角度掌握医疗机构运营情况,为科学管理提供有力支持。

(二)医疗大数据的特点

医疗大数据除了具有传统大数据具有的规模性(volume)、高速性(velocity)、多样性(variety)和低密度数据价值性(value)等"4V"典型特征外,它还具备自身特有的时效性、不完整性、隐私性、冗余性等特点。

1. 时效性

时效性是指有效信息或知识仅在一定时间段内对决策有价值的属性,医疗大数据的时效性反映在数据的快速产生及数据变更的频率上。此外,患者的就诊、发病过程、疾病传播等在时间上有一个进度,比如医学监测的波形信号属于时间函数,具有时效性。

2. 不完整性

医疗大数据存在缺失、遗漏或者删缺等情况。比如由于患者转诊、提前出院等导致整个治疗过程的数据没有被完整记录下来;同时由于疾病的复杂性和医疗水平的局限性,使得疾病不可能完全通过数据被完整记录下来。

3. 隐私性

隐私性是医疗大数据的另外一个显著特点，比如电子病历、电子健康档案包含了患者的姓名、性别、疾病、基因测序信息等个人隐私信息。这些隐私信息的泄露可能会对患者的生活造成严重的影响，因此在对医疗大数据进行分析时隐私保护至关重要。

4. 冗余性

医疗数据既有不完整性，也有冗余性。冗余性指的是相同或相似的数据被重复、多次记录，比如对某个疾病的多次检查、有关疾病的重复描述的情况。此外，与疾病无关的其他信息也会被多次记录，导致数据具有冗余特性。

（三）医疗大数据应用概述

随着计算机技术、机器学习和数据挖掘技术的发展，医疗大数据在医疗、卫生、科研等领域的应用需求逐渐被激发出来。现有医疗大数据主要在医疗服务、智能健康管理、疾病控制与应急管理、医疗保障监管、精准医疗与医药研发等领域具有重要的应用价值。

1. 医疗服务

在医疗服务方面的应用主要包括临床决策支持、诊疗方案成本效益分析、临床质量分析、用药服务分析（面向居民和社区医生提供合理用药、安全用药知识查询，药品信息查询和规范用药提醒）、药物不良反应分析、医疗不良事件分析、医疗器械安全性评估与分析、患者行为预测等主题。

2. 智能健康管理

医疗大数据在智能健康管理方面的应用包括患病风险预测、慢病管理、健康评估预警、康复跟踪、健康处方制订、健康异常提醒以及远程健康监测等。比如通过可穿戴设备和健康管理平台（如华为健康 app 等），对个人健康进行全生命周期管理；也可以通过电子病历、健康档案、互联网监测数据等，建立个人健康管理模型，数据分析后汇成一个健康风险指数，给出生理活动提示或提醒，以调整用户身体健康状态。

3. 疾病控制与应急管理

医疗大数据在疾病控制与应急管理方面的应用主要包括传染病监测与预警、病原体快速筛检、慢性病发病趋势分析、疾病干预效果模拟与分析等。将医疗大数据与人口统计学信息、各种来源的疾病与危险因素等数据整合并进行实时分析，可实现连续跟踪和处理，有效调度各种资源，提高疾病预报和预警能力，防止疫情暴发。比如医院的疾病监测系统可实时将信息上报到覆盖区域的卫生综合管理信息平台，结合居民健康信息数据库，快速检测传染病，进行全面疫情监测，并通过集成疾病监测和响应程序，进行快速响应，这些都将减少医疗索赔支出、降低传染病感染率（如 2019 年以来的新冠肺炎疫情防控）。

4. 卫生综合管理

卫生综合管理平台是实现卫生管理科学化的技术支撑，可为决策者和管理者提供及时可靠、全面的信息。利用大数据技术对各种卫生数据资源进行挖掘、统计、综合分析，建立不同时间段、不同地域、不同类型、不同分析指标项组成的多维度综合分析系统，充分有效利用所产生的信息资源，发挥数据资源的最大价值。具体包括医疗资源分配、绩效分析、公众健康监测、疾病负担分析、医疗服务定价、费用控制等。

5. 医疗保障监管

医疗大数据在医疗保障监管方面的应用主要包括医疗欺诈自动识别、医保控费、医疗保险定价等。据业内人士评估,我国每年有 $2\%\sim4\%$ 的医疗索赔是欺诈性或不合理的,所以检测索赔欺诈具有经济效益和价值。比如结合数据挖掘技术,通过医保索赔、医疗处方、临床试验、合格证明、呼叫中心、电子病历或护理操作等数据构建索赔分类监测模型,以区分索赔是非法还是合法。

6. 精准医疗与医药研发

医疗大数据在精准医疗与医药研发方面的应用主要包括基因组学、蛋白质组学、转录组学、结构基因组学、功能基因组学、药物靶标发现、新药研发等。

二、医疗大数据信息挖掘技术的基本流程与方法

数据挖掘(data mining,DM)是指从大量、不完全、有噪声、模糊、随机的数据中,提取出隐含在其中有效、新颖、具有潜在应用价值的最终可理解模式的过程。作为一门新兴的专门学科,数据挖掘技术及应用属于多学科交叉融合领域,包括信息科学、计算机、软件、数据库、可视化、统计学、机器学习等。

(一)医疗大数据信息挖掘的基本流程

如图 7-1-2 所示,医疗大数据信息挖掘的流程主要包括确定挖掘对象、准备数据、数据预处理、数据建模、数据挖掘、结果分析和知识模型应用等几个过程。

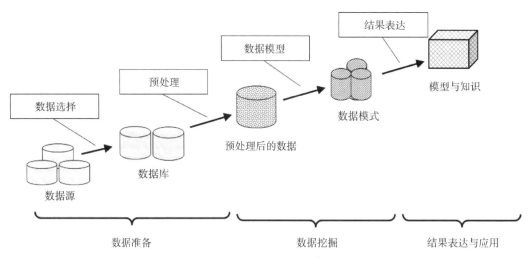

图 7-1-2　医疗大数据信息挖掘的基本流程

1. 明确挖掘目标

首先明确挖掘目标,并对具体挖掘对象和需求进行简单初始评估,确定数据类型、评

估所担任的风险等,最后制订相应的具体实施计划。

2. 数据选择

数据选择是指根据要解决的问题从数据源中选取合适数据对象的过程。由于医疗数据涉及个人敏感信息,因此在数据选择过程中最重要的是数据安全和个人隐私问题,这也是医疗保健和大数据时代数据共享的核心问题。

3. 数据预处理

利用数据仓库技术对选择后的数据进行清洗、转换和集成,具体包括数据一致性检查,数据中存在的无效值和冗余缺失信息处理等,以保证数据挖掘模型的完好性。数据预处理是整个数据分析过程中不可缺少的一个环节,其结果质量直接关系到模型效果和最终结论。

4. 数据挖掘建模

根据挖掘内容的实际背景和数据集本身特点,选择合适的挖掘算法,搭建相应模型,同时也可建立多种模型,评估各类模型后选择最适合的模型。

5. 结果分析

结果分析是信息挖掘的一个重要环节,数据挖掘完成后将挖掘结果进行页面可视化展示并做出相应评价,随之将挖掘结果呈现为普通用户可以理解的知识。如果挖掘人员不满意挖掘结果,可重新退回到建模阶段,不断选择其他算法直至满足用户需求。

6. 模型与知识应用

在数据挖掘的结果得到管理人员的认可后,才可以进行实际的应用。

(二)医疗大数据信息挖掘的基本方法

利用数据挖掘技术进行医疗大数据分析的常用方法有关联规则、分类算法、聚类分析、决策树、遗传算法等,上述数据挖掘方法分别从不同的角度为数据挖掘操作者提供便捷服务。

1. 关联规则法

关联规则挖掘是一项公认的数据挖掘技术,关联规则反映的是不同事件之间互相依赖或关联的知识。医疗行业的数据之间往往存在着广泛的有价值关联关系,利用关联规则挖掘算法可以对这些关联知识进行有效提取,这对于致病因素分析、疾病诊疗、公共健康监测等具有重要意义。其中 Apriori 算法是第一个有效的经典的关联规则挖掘算法,它采用动态 Hash 和剪枝策略的 DHP(dynamic hashing and pruning)算法以及采用分块挖掘的 Patition 算法等。

2. 分类算法

分类挖掘就是基于对训练数据集的分析,构建一个分类函数或分类模型。该模型能把集中数据对象映射为某个给定类别,以便能够使用该模型预测未知的对象的类标号。训练数据集由一组数据对象构成,每个对象可视为由若干个特征属性组成的特征向量,此外,训练样本还有一个类别标记。针对不同数据类型和应用背景,已经有各种各样的分类挖掘方法被发展出来。对相关医疗大数据进行分类挖掘,主要可用于医疗事件、疾病等的智能预测,典型方法有机器学习方法、神经网络方法、统计方法等。

3. 聚类分析法

作为无监督学习中的一种,聚类按照某一标准对数据集进行分簇,是同一簇内数据具有相对较大的相似性,而不在同一簇内的数据的差异性则相对较大。聚类算法就是把一组个体按照相似性归成若干类别,目的是使得属于同一类别的个体之间的距离尽可能小,而不同类别的个体间距离尽可能大。近年来,聚类分析已成为数据挖掘领域中一个非常活跃的研究课题,并发展出了大量成熟的聚类算法,比如 K-means 算法等。对医疗大数据进行聚类分析的典型应用包括医疗费用分析、疾病分布分析、医药研发数据分析等。

4. 决策树方法

决策树,顾名思义,将数据按照树的形式分布,有一个根节点和一些叶节点,还有普通节点。每个节点具有某个属性,每个分支代表输出测试,每个节点代表一个类,不同叶节点表示相同的类。决策树中的节点都代表着信息,可以通过建立信息来寻找最大信息量的属性字段,结合不同的字段再建立分支,然后不断建立上层节点和分支最后形成完整的分支,形成完整的树。

5. 遗传算法

遗传算法可以产生优良的后代,后代能够适应,经过若干代的遗传,将适合自然规律的优势基因保留下来,这是一种全新的全局化的搜索方法。遗传算法具有简单明了、高效和实用等特点,是数据挖掘的一个重要的方法。遗传算法思路是通过模拟人工进行培育良种的方法,从最开始的规则出发,迭代的交换成员进行繁殖,可以通过基因突变的方式,按照物竞天择、适者生存的原理,优胜者的基因逐渐积累,得到最有价值的知识体。

三、医疗大数据信息挖掘在医疗领域应用举例

以下简要介绍医疗大数据信息挖掘技术在医疗质量管理、疾病预测、疾病诊断、疾病预防以及精准医学中的应用。

(一)医疗大数据信息挖掘技术在医疗质量管理中的应用

在医疗质量管理领域,应用数据挖掘技术和多维模型分析可以了解并分析单病种医疗质量问题。如图 7-1-3 所示,从医院前 10 位多发病种中找出死亡率最高的几类病种,应用数据挖掘技术分析死亡率高的原因,如患者自身原因、诊断和治疗方面原因以及医生原因等。从医疗行为所涉及的人、事、物等关系中找出与死亡率指标相关的方面,从而分析出问题的根源,规范医疗机构的医疗行为,提高医院运行效率。

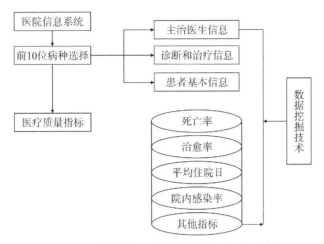

图 7-1-3 单病种死亡率等医疗质量指标分析

此外,基于医疗大数据信息挖掘的医疗质量管理还体现在以下几个方面的应用。

1. 医疗质量指标变化趋势分析

我国大多数医院采用的医疗质量指标是 ISO9000 体系下的评价指标,如平均住院天数、住院人数、住院患者死亡率等。应用数据挖掘技术可以分析医疗质量指标的变化趋势,预测未来的发展走势,比如采用数据挖掘技术可以分析住院患者死亡率、围手术期死亡率、非计划再返手术室率、出院 3～31 天内再入院率等医院医疗质量指标的变化趋势。

2. 医疗质量指标影响因素

医疗质量指标有助于医院管理者更好地保证和提高医疗质量,如平均住院天数可以全面衡量医院医疗质量以及管理水平。有研究利用数据挖掘技术中的灰色关联分析方法从患者住院日的时间长短、医疗质量及床位利用等方面综合评价其对平均住院日的影响,发现影响住院天数的主要因素有超长住院平均住院日、2 日内住院人次、手术人次、床位利用指数、转科人次等。

3. 医疗效果分析

医疗质量管理的一项重要内容是对疾病进行预后情况的评价。可以利用患者主记录数据仓库对其进行预后情况的分类,如可通过分析死亡率、治愈率、治愈好转率等对出院患者、死亡患者和转科患者等进行分析并制订相关治疗方案,提出医疗质量持续改进的指导原则和方法。

4. 医疗质量综合评价

应用数据挖掘技术综合评价医疗质量可以促进医疗质量的提高。有研究指出医疗质量的综合评价可应用同一评价指标、模式、权重系数、标化方法、分类方法等对医院业务报表以及医疗和护理工作资料进行分析和评价。

(二)误差逆传播人工神经网络在老年保健人群缺血性脑血管病预测中的应用

以下简单介绍基于误差逆传播(back propagation,BP)人工神经网络在老年保健人群缺血性脑血管病（ischemic cerebrovascular disease，ICVD）发病风险预警中的应用。通过构建 BP 人工神经网络 ICVD 发病风险预测模型，探索在老年保健人群个体、群体中的应用，期望为老年保健人群 ICVD 早期预警、保健工作和老年人健康管理工作提供科学合理的解决方案。

根据提供的数据，本案例的基线老年保健人群为 2003 年 5 月在某保健医院数据库记录在案的 65 周岁以上的所有保健对象，227 位全部为男性；数据随访的截止日期为 2009 年 10 月，随访期为 6 年零 4 个月（以下简称 6 年）。通过对 2003 年 5 月的体检资料、历年住院资料、问卷调查资料和电话回访资料等四个方面的数据源整理与选择，纳入预测模型的危险因素有：基线时年龄、体重指数（BMI）、收缩压（SBP）、血总胆固醇（TC）浓度、血甘油三酯（TG）浓度、血高密度脂蛋白（HDL）浓度、血清肌酐（Scr）浓度、血载脂蛋白 AI（Apo AI）浓度、糖尿病和吸烟共 10 个方面的参数。按照 BP 人工神经网络预测模型构建方法的基本流程，将测试组基线资料代入最优 BP 人工神经网络模型来预测该人群 6 年间 ICVD 的发病风险，并与实际的 6 年发病率比较，绘制受试者工作特征（ROC）曲线。

构建后的 BP 人工神经网络模型 ROC 曲线下面积（AUC）为 0.892。预测人群实际累积发病率为 26.43%，而采用 BP 人工神经网络模型预测发病率的平均值为 26.42%，误差率仅为 -0.04%。具体的比如对于一名 78 岁老人，体重指数为 28 kg/m²，收缩压为 150 mmHg，血总胆固醇为 6 mmol/L，高密度脂蛋白单位为 1.3 mmol/L，血清肌酐为 50 μmol/L，餐前血糖为 8.0 mmol/L。BP 人工神经网络模型预测如下：此人 6 年累计 ICVD 发病风险是 38.77%，而且预测此人在未来 4.273 年内可能成为 ICVD 患者的概率为 90.01%。

（三）卷积神经网络分类算法模型在乳腺疾病诊断中的应用

乳腺癌是全世界女性中发病率最高的一种恶性肿瘤，严重影响女性的身体健康。早期监测，更加快速、准确地进行乳腺癌的诊断，能极大提升乳腺癌患者的生存率和生存质量，对乳腺癌的治疗具有重要的意义。赵京霞等人提出基于卷积神经网络（convolutional neural network，CNN）多层特征融合与极限学习机（extreme learning machine，ELM）的乳腺疾病诊断方法模型。如图 7-1-4 所示，经过对乳腺 X 光图像的数据剪裁、数据增强等预处理后，利用 CNN 对乳腺 X 光图像进行多尺度特征提取，然后用 ELM 分类器训练得到诊断模型，实现对乳腺疾病的快速诊断。

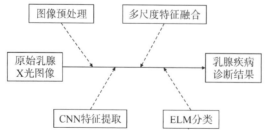

图 7-1-4 基于 CNN 和 ELM 分类模型的乳腺疾病诊断方法

利用该乳腺疾病诊断方法模型,在含有 322 幅(其中正常图像 208 幅,非正常图像 114 幅,大小为 1024×1024 像素)乳腺 X 射线图像数据集(MIAS)上进行验证,得到该乳腺疾病诊断方法的平均准确率高达 97.13%。此外,为了验证本案例的乳腺疾病诊断泛化能力,将该方法应用于新数据集进行外部实验验证。新的数据集选用乳腺 X 射线摄影筛查数据集(DDSM)的子集,共包含 9856 幅乳腺 X 光图像,其中正常图像有 2780 幅,良性图像有 3420 幅,恶性图像有 3656 幅。从该数据集随机选取 70%作为训练集,其余 30%作为测试集进行验证实验。实验结果显示,该方法在 DDSM 数据集下的诊断平均准确率为 96.15%,表明该模型有良好的泛化能力。

(四)医疗大数据信息挖掘技术在宫颈癌预防中的应用

为了降低宫颈癌的发病率和死亡率,利用数据挖掘算法对宫颈癌数据集进行研究,可以为预防和辅助诊断宫颈癌提供参考依据。比如文献利用委内瑞拉的加拉加斯大学医院收集的宫颈癌数据集作为数据挖掘的数据源,该数据集共有 858 条数据,36 个特征变量。根据数据集的描述,该数据是针对宫颈癌调查而收集的,其问题针对性较高,基本上都是与宫颈癌有关的危险因素,特征变量依次为年龄、性生活和生育状况、吸烟情况、避孕药使用情况、节育环使用情况、各种性传播疾病情况以及癌症的诊断情况。根据医疗数据信息挖掘技术基本流程,首先将数据特征按照问题类别进行编码,然后结合实际和数据的分布对连续数据进行离散化和关联规则分析。关联结果显示吸烟、使用激素类避孕药、妊娠次数过多、过多的性伴侣、首次性行为年龄过小等人群患宫颈癌的风险更高。通过上述结果分析可以进一步给出针对性的建议。

1. 避免过早性行为,适度生育,固定性伴侣

关联规则结果显示,性伴侣在 3 个以上的女性有更高的概率患性传播类疾病,患宫颈癌的风险也大。人乳头状瘤病毒(HPV)、梅毒和尖锐湿疣等绝大多数是由性传播,性伴侣过多会使患性病的概率增大,专一性伴侣可以降低患性传播疾病的风险。

2. 避免吸烟,谨慎使用激素类药物

烟草内含有大量致癌物质,致癌物会影响人体免疫功能,长期吸食烟草不仅会造成呼吸系统疾病,还会加大感染 HPV 的概率和患宫颈癌的风险。此外,由于避孕药一般含有雌激素和孕激素,长期服用会造成自身内分泌紊乱等问题,还会给卵巢和宫颈带来严重的影响。所以,为了女性的健康,应避免使用激素类避孕药。

3. 接种 HPV 疫苗

HPV 是造成宫颈癌的主要原因。HPV 病毒有很多类型,最危险的是 HPV16 和 HPV18 这两种毒株亚型,全球有近七成的宫颈癌由这两种毒株导致,所以接种 HPV 疫苗可以有效预防宫颈癌。

4. 定期筛查诊断

定期筛查十分重要,本案例的规则结果表示,如果筛查次数为 0,其患癌症的概率会更大。接种 HPV 疫苗只能降低患宫颈癌的风险,不能完全预防宫颈癌,所以在日常生活中也需要定期进行宫颈癌的筛查和诊断。在宫颈病变前期,早发现可以提高治愈的概率,帮助患者重获健康。

（五）医疗大数据挖掘技术在精准医学中的应用

在精准医疗领域，通过采集、清洗与融合多源异构健康医疗数据等步骤后，利用机器学习、深度学习等大数据算法，对健康医疗大数据进行分析与挖掘以支撑疾病预防、疾病诊断、疾病治疗、个体化用药、健康管理等精准医疗服务，从而提高疾病诊治的效率和质量。具体应用包括以下几个方面。

1. 形成精准的诊断结果

基于健康医疗大数据构建面向精准医疗服务的专病数据仓库，采用大数据分析和生物信息技术，深入挖掘患者疾病分型、病变靶点、易感基因、生物标志物等并生成可视化分析结果报告，结合临床医生和专家解读形成精准的诊断结果。

2. 精准治疗与最佳治疗方案

基于精准的疾病分类和诊断，结合患者临床诊疗、实验室检查、组学检测等信息，通过大数据分析得出针对患者具体情况的最佳诊疗方案。针对清洗与融合后的患者多源信息，利用组学、生物信息和大数据分析技术进行病变靶点、生物标志物、敏感生理生化反应指标等的分析、识别、验证与应用，尤其是针对高血压、脑卒中、心肌梗死、肺癌等典型高发、危害严重的慢性病和常见肿瘤。通过对生物样本、临床诊疗、组学等信息的深入挖掘，结合精准医疗专题知识库和专病知识图语可以明确患者疾病病因、精准定位病变靶点，为患者提供最佳的个性化治疗方案，实现包括数据分析及可视化治疗方案、个体化用药等在内的一体化精准医疗服务。

3. 识别用药靶点、精准用药

通过对患者医疗数据进行分析，识别用药靶点，明确患者易感或病变基因、疾病症状与药物的关系，指导个性化用药并对药物治疗效果进行评价。将传统的"对症下药"转变成"因人施药"，依据患者自身基因遗传特点、生存环境和生活习惯等进行个性化精准用药。具体来说就是对患者临床诊疗、基因及个人体质特性等信息进行大数据分析，集成最优用药方案，为患者提供最切合自身情况的用药指导与用药方案。

4. 制订精准健康管理方案

基于对患者个体特征与需求的分析，制订贯穿患者整个诊疗过程的精准健康管理方案，如精准护理、康复管理、健康教育与促进等，形成以患者具体情况与需求为导向的全流程健康管理。通过对医疗大数据的深入挖掘，可使面向患者整个健康与疾病过程的健康管理更加精准、高效。

（杜永兆）

第二节　智能药物研究

药物的发现和开发是一个非常漫长、昂贵和极其复杂的过程,涉及药物靶标的确定、先导化合物的筛选、先导化合物的优化以及最终的临床试验等多个环节。利用传统的方法开发一个全新的药物上市,花费的资金成本不低于数十亿美元,需要投入 10～15 年的时间,最终仅约 12% 左右的化合物能成功上市。20 世纪 80 年代逐渐成熟的计算机辅助药物设计(computer-aided drug design,CADD)手段如分子对接、定量构效关系、药效团匹配和相似性搜索等能缩短药物研发时间,提高药物研发成功率。计算机辅助药物设计离不开生物大分子靶点信息和小分子化学结构信息,如虚拟筛选是利用生物大分子结构来筛选出能够与其活性位点产生相互作用的小分子,定量构效关系模型是基于已有活性数据的小分子化合物来构建化学结构与生物活性关系的模型。随着如今大数据时代的到来及计算机计算能力的高速发展,计算机辅助药物设计衍生出了人工智能辅助药物发现(artificial intelligence for drug discovery,AIDD),其最大的特点就是不再依赖于靶点的结构,而是形成了以数据挖掘为核心的药物研发模式,AIDD 的优势在于对机制未明的复杂疾病的药物研发比 CADD 有更广泛的应用,也有更高的成功率。

人工智能(AI),包括机器学习(ML)和深度学习(DL)算法,在药物研发中扮演着越来越重要的角色,尤其是深度学习算法中的深度神经网络、卷积神经网络及循环神经网络等。人工智能在疾病基因靶点的识别,基于通路分析实现老药新用,提高结构建模、虚拟筛选及苗头化合物识别的准确率,化合物在体内的吸收、分布、代谢、排泄及毒性(ADMET)预测以及设计临床试验等领域的新兴应用越来越广泛,极大地加快了新药研发速度,同时也降低了研发成本,提高了研发成功率。

一、医药大数据分析中的人工智能

生物医药相关数据库如 PubMed、DrugBank、ChEMBL、RCSB PDB、PubChem 等,包含海量的已知药物靶标及潜在药物靶标数据、药物分子-靶点相互作用数据及活性毒性数据、化学结构数据等信息,人类的大脑和传统的计算机程序很难完成这些海量数据的阅读并分析提取出有意义的结论。人工智能使用文本挖掘、文本分析、自然语言处理等方法将非结构化文本转换为适合分析的结构化文本,再与人类客观决策结合,可以轻松地从大量科学文献中得出有价值的结论。

DrugQuest(图 7-2-1)是一个用于知识发现的文本挖掘工具,它是一个 web 应用程序,它利用先进的文本挖掘方法、名称实体识别技术和数据集成方法,基于文本字段如"描述"、"适应证"、"药理学"和"作用机制"等对 DrugBank 数据库中的记录进行聚类,以发现药物之间的新关联,并根据文本信息对数据库中的化学品及药物进行分组。

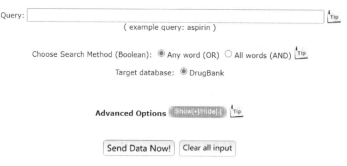

图 7-2-1　DrugQuest 文本挖掘页面

二、药物 ADMET 预测中的人工智能

药物开发进入临床试验后,往往因为药物的药代动力学性质不理想或产生毒性而导致不得不重新设计药物的化学分子结构,甚至导致研发中止,使得药物开发进度严重延缓甚至项目失败,增加药物开发的时间及金钱成本。为了降低研发成本,同时提高药物研发的成功率,在药物研发早期阶段对化合物在体内的 ADMET 进行预测具有十分重要的意义。

Tox21 数据挑战赛是由美国国家卫生研究院(NIH)、环境保护署(EPA)、美国食品药品监督管理局(FDA)组织的比较毒性预测计算方法的一项赛事。这项挑战包括 12000 多种环境化学品和药物,通过专门设计的分析方法预测 12 种不同的毒性效应。Mayr 等利用深度学习开发了 DeepTox 模型,进行毒性预测。首先,DeepTox 将化合物的化学表征规范化,然后计算大量的化学描述符,这些描述符被用作机器学习方法的素材;下一步,DeepTox 对模型进行训练、评估,并将其中最好的模型组合成整体;最后,应用 DeepTox 模型预测新化合物的毒性。在 Tox21 数据挑战赛中,DeepTox 在所有参赛的计算方法中表现最好,并最终赢得比赛。

Atomwise 公司开发的 AtomNet 是第一个基于化学结构的深度卷积神经网络模型,在药物发现工作中用于预测小分子的生物活性。AtomNet 模型中局部约束的深度卷积结构允许系统将近似的基本化学特征如氢键、芳香性等分层组合成更复杂的化学特征从而来模拟复杂的非线性分子结合。通过融合生物大分子的结合信息,AtomNet 可以预测新的活性分子,即使在生物大分子没有内源性配体的情况下也可以得到较可靠的结果。其在神经系统疾病药物,抗肿瘤药物,抗病毒、抗寄生虫及抗细菌感染药物筛选方面都有出色的表现。它曾仅用一周时间模拟出了 2 种有潜力的用于埃博拉病毒治疗的化合物。

Chemception 是一个仅使用分子二维图像预测化学性质的深度卷积神经网络模型，由 Goh 等开发。开发者没有提供任何额外的明确的化学作息，无论是基本概念（如周期性）还是高级特征（如分子描述符和化合物指纹信息），模型在 600～40000 个化合物的数据库中进行训练，用于预测毒性、活性和溶剂化能力等性质。该模型的预测能力与专家开发的定量结构-活性/性质关系（quantitative structure-activity/property relationship，QSAR/QSPR）深度学习模型的性能相当。

位于深圳的晶泰科技是一家药物研发高新技术企业，该公司以智能计算、自动化实验和专家经验相结合的药物研发新模式筛选新药。它应用人工智能完整预测一个小分子药物的所有可能的晶型，并高效地挑选出合适的药物晶型，能大大缩短药物晶型研发的时间，降低药物晶型研发的成本。

三、虚拟筛选中的人工智能

为了使药物开发合理化和加速化，虚拟筛选在过去 30 年中被广泛地纳入药物设计过程中，它用于从超大化合物库中筛选出与目标大分子具有结合潜力的化合物。虚拟筛选方法可以以极低的成本高效地扫描数百万种商业实体化合物，如 ZINC 或 MolPORT 数据库，并优先考虑那些需要测试、内部合成或从外部供应商购买的化合物。此外，还可以在虚拟化合物库中进行虚拟筛选，虚拟化合物库包含更多样的化学结构，这样就可以拓展命中化学物的结构多样性，如 Enamine REAL 是拥有超过 170 亿个分子的虚拟数据库，包含近 20 亿个类药化合物。虽然虚拟筛选方法筛选出的化合物并不总是活性最高的，但它们可以将规模庞大的搜索空间极大地缩小，最终可以在数百个具有所需性能的化合物的范围内进一步研究。虚拟筛选通常将不同的方法以顺序或并行的方式组合为过滤器，以分层工作流的形式来搜寻潜在活性化合物。虚拟筛选方法通常分为两大类：一是基于结构的方法，关注目标结合口袋与配体的互补性；二是基于配体的方法，这种方法依赖于新化合物与已知活性分子的相似性。

虚拟筛选的结果一般以打分函数进行排序，打分函数一般有物理型、经验型和知识型三种。随着大分子结构和小分子生物活性数据的不断增加，机器学习方法在该领域已应用多年，深度学习的应用也开始增多。如基于结构的虚拟筛选模型，它通过蛋白质和配体的复合物或对接姿态的信息或编码进行训练，以预测给定分子的结合亲和力。基于配体的虚拟筛选模型，以蛋白化学计量学为模型，它把蛋白质和配体看作两个独立的实体，常使用蛋白质序列和分子 SMILES 信息作为输入，以配体为主，同时包含简单的与之结合的蛋白质信息。

JAK2（Janus kinase 2）被认为是抗癌药物开发的重要靶点，中国药科大学陈亚东团队在筛选 JAK2 抑制剂时，考虑其结合位点的柔性，建立了贝叶斯分类建模与集成对接相结合的整合策略。根据大分子各个晶体结构的体积重叠情况，将 34 个大分子晶体结构分层聚类,选出 4 个具有代表性的晶体结构进行集成对接,并通过回顾性虚拟筛选来验证这一整合策略。该整合策略的虚拟筛选与单个晶体筛选对比表明,整合策略虚拟筛选的富集程度明显提高。该团队最终筛选出了潜在的 JAK2 抑制剂,这种高效的整合筛选策略将在药物虚拟筛选中有更广泛的应用。

西南大学邓辉文团队提出一种基于集成学习技术及 Spark 平台的化合物活性分类方法 ENS-VS。该方法与传统的分子对接程序相比,活性化合物筛选的命中率得到提高,并且 ENS-VS 方法可以与当前广泛应用的各类分子对接程序联合使用。ENS-VS 筛选过程分 3 步:首先通过集成支持向量机(SVM)、朴素贝叶斯(NB)及决策树(DT)这 3 种分类算法来提高该方法在不同靶标蛋白上的适用性及稳定性,同时也克服了活性化合物与非活性化合物样本数量严重不均衡的问题;其次通过 Spark 大数据平台的并行运算来提高 ENS-VS 方法筛选化合物的效率;最后针对靶标已知的活性化合物数量和是否出现新的靶标蛋白特性,基于 Directory of Useful Decoys-Enhanced(DUD-E)标准数据库分别构建蛋白家族特异性模型(靶标已知的活性化合物较少)、靶标特异性模型(靶标已知的活性化合物较多)与通用模型(出现新的靶标蛋白时)。在提高基于结构的虚拟筛选方法的成功率方面,ENS-VS 具有极其重要的意义。

加拿大 Cyclica 公司开发了名为“Ligand Express”的云端蛋白质组学筛选平台,Ligand Express 平台使用生物信息学和系统生物学技术把药物与蛋白的相互作用呈现为图像,再利用人工智能对小分子化合物进行全面评估,帮助改善药物活性,尽可能避免药物副作用,也可以发现能与小分子化合物结合的新的蛋白质,成为药物研发的一个新靶点。

四、从头药物设计中的人工智能

生成对抗网络(GAN)通常用于生成具有特定属性的图像。美国 Insilico Medicine 公司基于 GAN 及强化学习(reinforcement learning,RL)技术对药物设计平台进行了一些改进并设计了新功能,建立了多个工作 GAN 模型,包括各种带有强化学习和长短期记忆(LSTM)的循环神经网络(RNN)系统、生成式张量强化学习(generative tensorial reinforcement learning,GENTRL)系统等。GENTRL 优化了所设计化合物的合成可行性、结构新颖性和生物活性特质,可以将先导药物发现过程从数年缩短到数天。

盘状结构域受体(discoidin domain receptor,DDR)是一种与纤维化以及其他疾病相关的激酶靶点。Insilico Medicine 公司及加拿大相关科研人员利用 GENTRL 系统,设计了 6 种新型的有效的 DDR1 抑制剂,合成了其中的 4 种,并在基于细胞的试验中测试了它们的活性。其中两种化合物在基于细胞的活性测试中显示出很好的活性,其中一种化合物(图 7-2-2)在小鼠中显示出很有前途的药理作用。整个过程只需不到两个月的时间,而传统方法通常需要若干年时间。

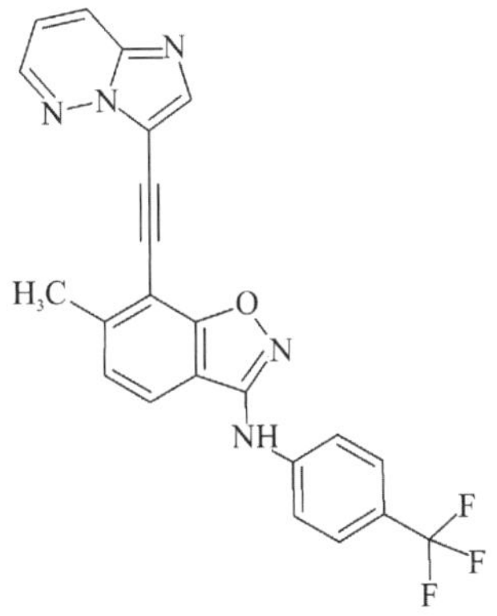

图 7-2-2　基于 GENTRL 系统设计的高活性 DDR1 抑制剂

REINVENT 是由 Thomas Blaschke 等人开发的一个开源 Python 应用程序,其使用强化学习和迁移学习的概念开发而成,属于阿斯利康公司研发部门。该程序用于为给定的生物靶点从头生成有研究价值的小分子。

五、老药新用中的人工智能

老药新用,也称为药物再利用或者药物重新定位,是一种通过识别现有已批准药物的新用途来加速药物发现过程的策略。与传统药物开发相比,老药新用的主要优势在于,它从具有良好药理特性和安全特性的药物开始,避开了药物开发第一阶段的安全性试验和剂量试验,从而大幅降低了临床阶段不良反应出现的风险。现在以新用途面市的老药大多是意外发现的新用途。单纯基于计算开发老药的新用途主要利用化合物或蛋白质的结构特征、全基因组关联研究(genome-wide association study,GWAS)的转录反应和基因表达等这些临床前信息,但是药物上临床后的效果并不总是与计算结果一致。而基于人工智能的老药新用途开发则主要利用患者真实的用药数据,采用各种算法来学习与药物相关的生物数据模式,然后将它们与治疗特定疾病的潜力联系起来。因为这些数据包含了药物在人体内真实的直接作用细节,发现老药新用途的成功率更高。

非诺贝特、普伐他汀和辛伐他汀是临床上广泛应用的降脂药物,美托洛尔、氢氯噻嗪和缬沙坦是临床上广泛应用的抗高血压药物,俄亥俄州立大学的研究团队提出了一个可用户定制的模型,他们利用该模型从上述药物中确定了用于治疗冠心病的候选药物。总部位于英国的人工智能公司 Healx,利用人工智能技术来识别可用于罕见疾病治疗的药物:他们给老药米诺环素找到用于脆性 X 染色体综合征治疗的新用途;给老药西罗莫司找到用于治疗自身免疫性淋巴增殖综合征(ALPS)、埃文斯综合征、系统性红斑狼疮、自身免疫性溶血性贫血、特发性血小板减少性紫癜等新用途;给一种食欲抑制剂芬氟拉明找到治疗 Dravet 综合征的新用途。Oncocross 公司是一家韩国人工智能公司,其与制药行业合作,利用他们开发的人工智能应用程序 RAPTOR AI(图 7-2-3)寻找老药的新用途,Oncocross 公司还开发了 ONCOfind AI,改程序可用于癌症诊断。

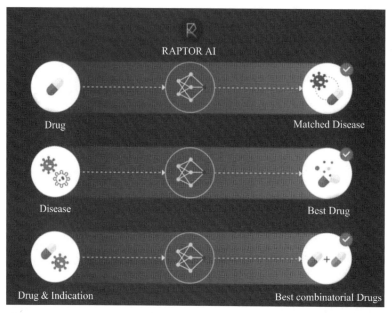

图 7-2-3 Oncocross 公司开发的筛选药物新适应证的 AI 平台 RAPTOR AI

新冠肺炎疫情于 2019 年 12 月暴发,并迅速在全球传播,造成数百万人死亡,各国科研工作者都在寻找治疗新型冠状病毒感染的特效药物,美国俄亥俄州立大学开发的一种预测药物与基因之间相互作用的新型深度学习模型预测了 Faldaprevir、Alisporivir、NIM811(丙型肝炎抗病毒药物)、Anidulafungin、Oteseconazole、Voclosporin、Cyclosporine、Ceftobiprole medocaril、Valspodar(抗肿瘤药)以及 Evacetrapib(心血管系统药物)10 种药物具有潜在的抑制新型冠状病毒的活性,其中 Alisporivir、Voclosporin 和 Cyclosporine 三种药物进入了临床试验,以评估和确认它们对 COVID-19 患者的疗效,其中 Alisporivir 进入 Ⅱ 期临床试验。

六、临床试验设计中的人工智能

新药研发经过动物实验进入临床研究后,往往会因为对期望治疗的疾病疗效不佳而重新进入化合物结构改造阶段,临床试验还有可能是因为选择了不合适的患者群体作为临床研究的对象而导致候选药物失败。人工智能可以根据临床试验数据来识别 Ⅱ 期和 Ⅲ 期临床试验失败的影响因素,它基于人群或特定疾病的临床信息,通过重新设计临床试验并给研究人员提供更科学的决策来修改或停止临床试验方案,从而提高临床试验的成功率。

七、药物研发中人工智能所面临的挑战

人工智能技术在药物靶点发现、化合物筛选、药理作用评估、老药新适应证开发等多个场景中应用广泛。不仅可以提高新药研发的成功率,而且在化合物合成和筛选方面可节省约一半的时间,每年为制药行业省下数百亿美元的化合物筛选费用。因此,越来越多的人工智能公司涉足新药研发领域,Exscientia 公司、Insilico Medicine 公司、Atomwise 公司及 BenevolentAI 公司都是专门从事新药研究的人工智能公司,并且在制药行业产生了越来越广泛的影响。位于英国牛津的 Exscientia 是一家利用人工智能精确设计新药的企业,与葛兰素史克(GSK)、拜耳(Bayer)、赛诺菲(Sanofi)、百时美施贵宝(BMS)和住友制药(Sumitomo Dainippon Pharma)等制药企业开展了广泛的合作。Exscientia 搭建了 CentaurAI、Centaur Biologist、Centaur Chemist 三大技术模块执行靶点识别、候选药物设计、转化模型和患者选择四大任务。Exscientia 通过基于深度学习的药物研发平台为 GSK 的 10 个疾病靶点开发创新小分子药物。Exscientia 可以从每个设计周期里的现有数据资源中学习,其原理与人类的学习方式相似,但在识别多种微妙变化以平衡药效、选择性和药代动力学性质方面要更加高效,其完成新药候选的时间和资金成本只需要传统方法的 1/4。

人工智能在新药研发领域的应用还存在诸多挑战,人工智能技术本身还需要发展,尤其是药学数据的特殊性对人工智能技术提出了更高要求,人工智能所得到的模型常常被认为是"黑匣子",它只显示输入和输出,在实现预测方面明确性和透明度严重不足,导入的数据往往以一种难以解释的方式在多个隐藏程式中进行若干次的转换。另一方面,药物研发的实验数据的数量往往达不到人工智能所需要的大数据水平,而实验数据的质量也有待提高,数据库中的实验数据往往来源于多个研究团队,不同的研究团队测量的方法和条件各不相同,评价方法也多种多样,数据的可靠性不高。

总的来说,随着未来数据进一步积累和新的算法出现,人工智能辅助新药研发将会得到越来越广泛的应用,覆盖药物研发的不同阶段,尽可能地降低药物研发的成本,缩短药物研发的周期,为创新药物的开发贡献更大的力量。

(赵东升)

第三节 智能医学与公共卫生

一、概 述

2016年10月,中共中央、国务院印发的《"健康中国2030"规划纲要》明确指出,全面建成统一权威、互联互通的人口健康信息平台,依托人工智能、云计算、物联网等信息技术来规范和推动"互联网＋健康医疗"服务,创新互联网健康医疗服务模式。2017年国务院印发《新一代人工智能发展规划》,在建设安全便捷的智能社会中提及围绕医疗、养老等迫切民生需求,加快人工智能创新应用,特别是在智能医疗中提及要加强流行病的智能监测和防控,在智能健康方面加强群体智能健康管理,在智能养老方面建设智能养老社区和机构等,这些发展方向将对医疗、健康、养老等大健康产业走向"智造"起到极大的推动作用。2018年国务院办公厅印发《关于促进"互联网＋医疗健康"发展的意见》,提出探索智能健康管理及智能养老社区服务体系建设,优化及推进"互联网＋"家庭医生签约、教育及科普服务。2020年4月,工信部发布《充分发挥人工智能赋能效用协力抗击新型冠状病毒感染的肺炎疫情倡议书》,提出要把加快有效支撑疫情防控的产品攻关与应用作为优先工作。

互联网医疗健康产业联盟在2019年发布的《5G时代智慧医疗健康白皮书》显示,2016—2018年全球智慧医疗服务支出年复合增长率约为60%,而我国正处在智慧健康的风口,作为全球智慧健康产业市场的四大核心之一,2020年我国智慧健康行业的投资规模已突破了千亿元,预计到2025年智慧健康行业将占到人工智能应用市场规模的五分之一。面对世界范围内智慧医疗市场的世界竞争,各国纷纷将5G和人工智能技术列入国家发展战略,并积极布局5G技术在医疗健康领域的应用发展。随着5G时代的到来,大数据、互联网＋、人工智能、区块链等前沿技术必将快速整合提升并渗透到大健康行业中的方方面面,在人工智能的助力下,我国公共卫生事业将迎来更为广阔的发展前景,在疫情防控和健康管理的创新升级上也将大有可为。

二、数字抗疫

(一)背 景

在新冠肺炎疫情防控的背景下,为应对传染病的不可知、传播速度快及对医疗体系的重大冲击,中国"数字抗疫"成为防控的一大亮点。在这场疫情防控战中,"智能防治"的理念已深入人心,我们紧密依靠人工智能、大数据、5G、医疗机器人等各种科技支撑,加强组织领导,完善跨部门"大数据"共享机制,多部门风险人员数据有力支撑开展"网格化"管理,做到"四早"(即早预防、早发现、早治疗、早转诊)、"四清"(即人数清、人头清、位置清、措施清)。中国特色高质量、高效率重大疫情防控救治体系,开辟了线上抗疫的"第二战场"。

(二)目前应用情况

1. 智慧防疫一体机

这是一款集人脸识别测温、健康码状态、疫苗接种信息和核酸检测信息核验等多功能为一体的智能应用系统,一般设置于公交车、地铁站、高铁站、机场、写字楼、学校等场所的进出口。一体机最上方为测温器,下面有一个显示屏及身份证识别区域,只需站在机器前,轻轻刷下身份证或健康码,就能实时掌握通行人员的健康状况,从而实现不需要摘除口罩,用时4~5秒即可完成健康查验。设置场所无须专门派人监管或运营,系统可通过算法对各类传感和视频数据进行自动计算,出现异常信息即会出现语音报警,监管部门也能立即收到信息,得以及时处理,如图7-3-1所示。通过此技术,医院、交通枢纽等人口密集公共场景下的体温筛查压力得以大大缓解,交叉感染风险大大下降,让公共安全疫情防控更加到位。

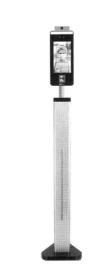

图 7-3-1　智能防疫一体机

2. 智能外呼机器人

在疫情防控期间,快速广泛传递疫情相关信息,及时解答群众疑惑及安抚情绪是一项重要工作,但同时社区却经常面临人手不足,需尽可能减少人员现场接触时间等矛盾。在这一特殊背景下,催生了智能外呼机器人的快速研发上线。智能外呼系统是根据疫情防控流程量身定制的,主要目标是提高疫情防控期间开展流行病学调查的效率及普及疫情防控相关知识;通过机器人拨通电话,了解居民是否仍居住本区、是否有外地旅居史、现是否有发热等不适症状等问题,根据回答情况录入系统,再结合语音识别等,技术处理收集到的数据,做到异常情况的及时排查与上报,如图7-3-2所示。

据调研数据,机器人每分钟可拨打3500个电话,一日可拨打16.8万个。同时,系统对收集到的数据处理仅需耗时4小时,相比人工分析的半个月时间有了大幅度的提升,效率远大于人工排查。2020年3月,智能外呼机器人背后的"人工智能训练师"被人力资源和社会保障部宣布为新职业之一。综上,智能外呼系统的运用使处理突发公共卫生事件时的效率得到了大幅度的提升。

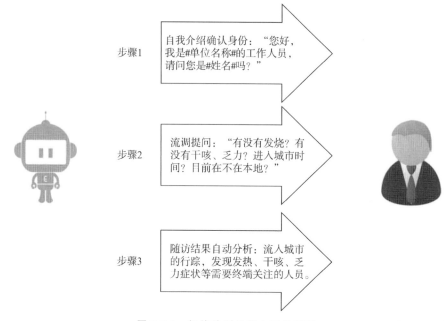

步骤1　自我介绍确认身份："您好，我是#单位名称#的工作人员，请问您是#姓名#吗？"

步骤2　流调提问："有没有发烧？有没有干咳、乏力？进入城市时间？目前在不在本地？"

步骤3　随访结果自动分析：流入城市的行踪，发现发热、干咳、乏力症状等需要终端关注的人员。

图 7-3-2　智能外呼机器人工作模拟

3. 健康码

《防疫通行码参考架构和技术指南》送审稿于 2020 年 3 月 5 日通过专家评审会审核并正式报批。《个人健康信息码》的发布采用国家标准的快速程序，国家市场监督管理总局于 2020 年 4 月 29 日发布，从立项到发布仅 14 天。

杭州市卫生健康委员会在 2020 年 5 月 24 日提出"一码知健"的健康码设计思路，即在关联健康指标和健康码颜色的基础上，通过集成健康体检、电子病历、生活方式管理等相关数据，建立个人健康指数排行榜。并可结合大数据的分析，有效开展企业、社区等人群的群体健康评价。

2020 年 12 月 10 日，国家卫生健康委员会、国家医疗保障局、国家中医药管理局联合发布《关于深入推进"互联网＋医疗健康""五个一"服务行动的通知》，明确要求各地落实"健康码"全国互认、一码通行。

健康码是基于大数据的智能健康信息采集和评估技术，建立在真实数据及数字化能力基础上的健康风险评估证明。此码经个人自行上网申报，后台审核后生成专属二维码（分为绿码、黄码和红码），健康信息通过扫描二维码，也可实时汇总至信息管理端开展分类管理，是特殊疫情时期出入通行的电子凭证。特别是在开始复工复学的时间节点上，实行"一人一码"的健康评估数字化证明，有效实现人员健康管理，使得疫情风险可防可控。随着 2023 年 1 月 8 日新型冠状病毒感染调整为"乙类乙管"，健康码逐渐退出历史舞台，但其发挥的功效将在人类对抗传染病的发展史上留下浓墨重彩的一笔。

4. 智能平台舆论及防护指引

信息平台能利用大数据广泛搜集公众关注话题，如腾讯、搜狗等国内多家科技企业利用自然语言处理技术,综合大数据和卫星遥感影像实时比对疑似谣言。通过设置新冠肺炎疫情播报平台,实时发布最新消息、辟除谣言,有效稳定了疫情防控期间公众的情绪,维护了社会的长治久安。

利用人工智能技术(AI)的漫游地行程技术,联合健康码开展精确的个人实时轨迹追踪,通过迅速排查感染者活动历史轨迹,辨别与患者直接或间接接触的市民,告知尽快完成核酸检测和隔离工作,对于疾病预防控制中心等有关部门判断疫情风险,及时安排防范应对工作起到了十分重要的作用。通过发布传染病确诊者地图,居民可自行查看居住地附近确诊病例情况,确认自己是否与确诊者乘坐过同一个交通工具,并按要求及时报备就医。智能语音电话的大范围使用,代替了基层防疫工作者开展疫情防控的部分工作内容,从一定程度上减轻了工作压力。

5. "飞手"服务

通过专业"飞手"远程操作无人机在空中喷洒消毒液,博鹰通航研发的卫生防疫无人机可通过旋翼下洗气流,快速将消毒药液传播到广大防疫区域,整体效率高于人工几十倍,在疫情人手短缺的特殊背景下,既节约了有限的人力资源,又提高了杀菌消毒的空间范围和工作效率。

在优势整合下,一些物流企业通过配备智能物流配送车,最大限度减少了人感染的风险。如猎户星空的递送机器人"豹小递",在疫情防控期间服务于多家医院,能送药送餐,还可以实现化验单、药品、医疗防护物资、消毒工具、医疗废料的定点配送与运输,"豹小递"可自主完成导航及行驶、开展智能避障避堵、自行识别红绿灯,还配有人脸识别功能,可精准完成取货人识别,大大提高了疫情防控期间的配送效率,减少了人与人之间的接触。

6. 采核酸机器人

当被采样人站上采样位时,机械臂在人工智能加持的机器视觉及高精度的力觉引导下,完成视觉定位,而后根据被采样人的身高调整姿态,自主适应不同人群的身高。采样全程采样人无须半蹲,也无须踮脚,只需要张开嘴,"机器人"就能自主准确定位口腔位置,将咽拭子伸入,采样末端定位口腔两侧扁桃体,左右侧各刮拭 3 下,动态力控可保证刮拭力度及足够的采样面积,目前采样的有效率可达到 100%,如图 7-3-3 所示。

有设置单台机械臂"机器人"的核酸采样工作站一次性可储备240 根试管和其他采样配件,单次采样时间约为 28 秒,可实现工作站 2 小时左右的采样,过程中无需人力协助。从取试管、贴标签、开盖、自动取拭子,再到自动识别人脸及口腔部位、采集口咽拭子样本、将样本放入试管,到最后的夹爪消毒、医疗废物回收,实现了全闭环、全自动化采样。《智能核酸

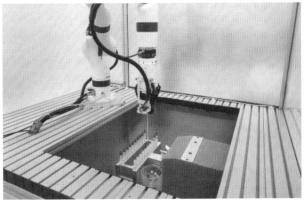

图 7-3-3　核酸采样机器人

采样机通用技术规范》是国内首个核酸采样机器人团体标准,助力提升国内核酸采样工作的规范性,最大限度地节省人力成本,并避免交叉感染。

总之,不管是在疫情防控的前端,还是在封闭管理过程及后续的恢复提升方面,人工智能均发挥了巨大的作用。在前端,人工智能对医疗和科研的攻关起到了极大助力作用,寻找疫情原因、控制风险存量,极大减轻了医护人员的工作压力。在针对疫情传播的过程中,运用数据信息优势,对疫情风险增量起到了一定的控制作用,并助推了疫情后的经济社会的快速恢复,助力维持正常秩序。

(三)存在问题

1. 个人核心敏感信息被挖掘,公众隐私保护不足

个人基本信息、健康数据和行动轨迹是健康码的数据基础,程序后台必须基于对此类信息的追踪分析生成动态健康码,个人敏感信息均属于健康码数据的收集范围。如何有效保护公众在健康码方面的隐私权,目前在配套政策及立法制度上还有待提升,这也是健康码使用到目前颇具争议的问题。

2. 数据标准不统一,开放共享机制不健全

数据是人工智能发挥作用的基础要素,基于深度学习的人工智能模型依赖大量真实数据的训练,且运用不同数据训练会得到差异较大的神经网络模型参数,医疗数据的缺乏或不完整也会显著降低人工智能算法预测或分析的精度。在此次新冠肺炎疫情中,我国各地区数据标准不统一,数据开放共享程度有限等问题,极大限制了人工智能作用的发挥。

3. 国内人工智能融入公共卫生应急管理体系的深度仍有限

疫情的突发,同时也让我们看到了人工智能技术仓促应战中的不足,目前国内人工智能基础软件平台方面还受到很多发展限制,智能权利的边界界定争议仍存在。鉴于目前疫情常态化的背景,思考人工智能如何更深入更全面地融入公共卫生应急管理体系,如何最大限度发挥人工智能在公共卫生领域的功效是未来的一个重要议题。

(四)后疫情时代趋势

1. 统一标准、开放共享

为更好地开展重大疫情预警和防治,构建完整的公共卫生数据与医疗网络领域线上和线下数据整合的公共卫生监测体系是关键。在符合相关法规的基础上,推动智慧医疗的快速发展与部署,做到重要医疗数据的开放共享,同时强化各国在公共卫生领域的国际合作,加强疫情数据信息和经验共享,打造人类卫生健康共同体。

2. 保护隐私、合理平衡

加强人工智能技术应用与公共卫生安全领域的融合,出台各类人工智能技术的隐私保护规范,明确规定各类技术的使用权限,禁止通过后台程序私自搜集用户信息,最大限度尊重用户知情权与决策权,在最大限度上把握好维护公共卫生安全与维护公民隐私之间的合理平衡。

3. 优化算法、透明公开

以算法透明为原则,推进人工智能算法治理,主要包括如下方式:①针对"算法黑箱",即算法运行的某个阶段所涉及的技术复杂且部分人无法了解或得到解释,围绕药物研发及疫苗制造领域等进行模型构建的科研攻关项目。②通过法律对算法研发机构需履行的"透明、公开、程序合法"等义务做详细规定。③针对算法本身过多强调数据相关性而出现的分析偏差,利用优化算法手段,使用因果推理概念补偿偏差,从而来提高算法的合理性。④探索元学习、迁移学习及深度学习等方法在结构化与非结构化数据分析中的应用,以推进算法应用,从而提升对海量、复杂疫情数据的认知能力。

三、"5G＋人工智能"健康产业

(一)背　景

2017年,国务院先后印发《新一代人工智能发展规划》和《促进新一代人工智能产业发展三年行动计划(2018—2020年)》两个重要文件,其中《新一代人工智能发展规划》指出在智能健康方面要加强群体智能健康管理,突破健康大数据分析、物联网等关键技术,研发健康管理可穿戴设备和家庭智能健康监测设备,推动健康管理实现从点状监测向连续监测、从短流程管理向长流程管理转变。2022年11月26日,工信部、国家卫生健康委发布《关于组织开展5G＋医疗健康应用试点项目申报工作的通知》,在八个重点方向中即包括健康管理。国家通过多项举措,积极鼓励引导各地、各单位创新5G＋应用场景,推动了5G技术改造提升网络基础设施的运用,以智慧医疗健康设备为表现形式培育5G＋智慧医疗健康产品新业态。

(二)应用情况

1. 健康监测与慢性病管理

5G支持下的大量人体健康数据实时传输,可协助医疗机构实现不间断的身体信息监测,开展大量群体健康信息全面且连续的实时反馈,为开展健康风险评估分析及推荐健康管理方案提供了数据基础,使健康管理更为精准、有效。随着互联网和可穿戴设备的发展,以及居民对健康信息收集意识的增强,健康监测方式也必将进一步得到普及,如可采用具有移动互联功能的体脂秤,实时监测超重和肥胖人员的脂肪、肌肉、骨骼量等人体成分,与体重管理师实现即时数据共享、信息沟通,从而实现低成本、高效益、即时性等远程监控和指导,大大提升了被管理对象的依从性。

2021年12月,由中南大学湘雅第三医院牵头、多部门多公司共同研发的"基于5G的全人群慢病智慧健康管理平台"——"健康智慧e家"在长沙启动。项目以社区服务机构为依托,以三级综合医院为核心,通过新型可穿戴设备、社区健康亭(居民可一次性完成血脂、血糖、血压、血尿酸、血红蛋白、心电图等十余项人体生理指标检测)等智能检测终端,全方位、全时段记录居民健康信息,开展个体化健康指导。既提高了慢性疾病的管理效率,也在潜移默化中提升了居民的健康素养水平,开启了慢性病管理的全新智慧时代。在人工智能的助推下,健康智能设备有望加速推动"关口前移、重心下移、预防为主"的全民健康管理工作。

2. 居家移动健康管理服务

5G 技术推动云端结合的居家移动健康管理服务模式,物联网技术在 5G 时代可进行大规模应用。通过移动健康设备感知、测量、采集用户的饮食、运动、睡眠等生活方式的规律状态及活动能力,并以 5G 的传播方式上传至计算云,若发现数据异常,平台将智能提示客户可能存在的潜在的健康风险,为开展个性化的生活方式及健康管理干预提供了最有力的数据支持。

3. 体育与医疗融合

《"健康中国 2030"规划纲要》提出,要通过广泛开展全民健身运动,加强体医融合和非医疗健康干预,促进重点人群体育活动等方式,提高全民身体素质。贯穿实施健康中国战略,"体医融合"是十分重要的一个环节,5G 赋能必不可少。通过 5G 赋能 AR 和 VR 技术,驱动"体医融合",支持个性化的运用应用程序,并提供身临其境的沉浸式体验,通过"技术＋内容"双驱动带来极佳体验感,平衡考虑运动安全性和有效性等问题,并涵盖到健康信息监测及健康教育等层面内容,在个性化引导下,强调了运动的可持续性。

(1)智能手环(图 7-3-4):以手机运动 app 为基础的运动手环(智能腕表)应用,配置可根据使用者的情况,输入年龄、基本生理数据和运动方式爱好等。通过个体情况来规划个性化的运动项目及具体实施计划,且全程记录运动时间及心率变化情况,同时能汇总每日消耗的卡路里数、步数等信息,并上传到平台系统汇总分析。全面系统的数据监测既有利于方便全面地掌握使用者的运动及活动情况,开展自我健康管理,同时也可以通过与相关健康管理机构合作,提供更加专业贴心的健康体重管理及相关服务。

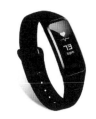

图 7-3-4　智能手环

(2)智能健身镜(图 7-3-5):是一款利用半透半反屏幕,搭载人工智能技术的运动健身产品,外观类似全身镜。同时镜面也是智能显示器,能根据用户需求点播运动健身视频课,并能结合人工智能技术提供个性化的实时运动指导服务。在家庭传统运动场景下,由于客户对运动内容、时长缺乏足够专业认识,无法及时纠正动作标准,无法拥有科学运动健身的体验。而智能健身镜能依托人工智能与智能摄像头的高清显示屏,为用户提供顶级教练直播或录制的课程,满足用户居家健身多样化的需求,并提供定制化的指导与解决方案,同时这也是后疫情时代催生的居家健身的现实产物。

4. AI 健康管理

人工智能(AI)健康管理主要包括:建立电子健康档案并同步传输至智能平台、体检时间预约、体检套餐选择、健康风险预警、多

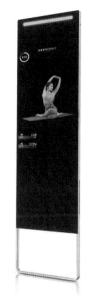

图 7-3-5　智能健身镜

种辅助检查跟踪、治疗及康复建议、服药提醒、健康生活方式促进、营养心理及身体活动健康管理、居民健康状况远程监测等。依托智能可穿戴设备实现远程指标监测,居民温度、呼吸、血压、血糖、心电图等可 24 小时监控及生成相应信息报告。依托 AI 健康管理软件,通过健康数据分析,可监测社区居民的睡眠质量及服药依从性,同时根据个体情况规划日常饮食、活动锻炼等。AI 既可以服务于传染病的监控,又可以在智能公共医疗系统中聚焦个性化的疾病预防管理,满足不同层次人群的个体健康管理需要,特别是亚健康、慢性病及老龄化人群,为提供全人群、全维度、全周期的健康管理服务助力。

5. 智慧医疗＋养老

老年人因为适应力、储备和抵抗能力相较于年轻群体会出现不同程度的下降,易引发各类疾病,如慢性支气管炎、心血管疾病等。利用智慧养老医疗健康服务系统可以充分利用医疗数据融合的特点,采用多体征信息数据融合技术监测疾病症状,如融合血压、脉搏、脉压、心电等多参数,得到心血管疾病结果,整合心率、血氧、呼吸、血压得到呼吸道疾病的相关结果等。

(三)存在问题

1. 行业标准依据的缺乏

近年来"5G＋人工智能"在健康产业展现出良好的技术实力和发展前景,不断有国内外大量产品进入市场转化阶段,但中国目前对这方面的国际和国内标准还十分匮乏。人工智能领域质量评价体系的建立涉及多领域的跨界合作,涉及数据采集终端、大数据、健康 AI 技术等,制定需要时间,且产业更新发展速度快,给标准的升级带来不少挑战。

2. 传统知识产权保护的挑战

人工智能健康产品和解决方案以智能硬件、计算机软件和系统平台三类形式呈现。健康产业应用的最大价值是通过迅速分析大量数据得到精确成果的研发,因技术主要基于算法模型等来解决问题,决定了"人工智能＋健康医疗"的创新方案大部分以硬件和软件结合或单纯以软件形式呈现,仅依靠传统知识产权保护体系中的法律体系很难做出版权归属界定。因此呼吁人工智能健康服务产品应用产生的技术成果可以切实得到知识产权的保护。

3. 法律责任归属的界定

"人工智能＋健康技术"辅助全科医生、健康管理师等完成客户健康信息采集、健康风险评估、健康干预与健康教育等流程,大大提高了客户信息的精准度及服务体验感,减轻了相关技术人员的重复劳动压力。但人工智能技术的应用技术发展还在不断完善中,并不能保证完全没有失误的情况,如客户使用虚拟助理采集健康信息资料,可能会遗漏掉一些重要的信息或表述错误,因而导致导入的客户体检信息记录出现失误,后续整体健康管理方案极有可能出现偏差,甚至延误了疾病治疗的最佳时期。

4. 健康管理运用智能化的互通互联有限

在数字中国建设,应对慢性病剧增、人口快速老龄化的健康挑战背景下,凸显出了我国健康管理模式较为单一,系统性及连续性还十分不足,个体、家庭、医疗机构、社会商业健康管理机构、健康保险机构等各环节之间缺乏必要的协调与联动等问题。打破"信息孤岛"和"数据壁垒",打通居民健康管理多主体的连接线,构建连续系统的智能化运行体系成为亟待解决的问题。

(四)5G+人工智能未来趋势

1. 创新引导健康管理关键技术服务

在国家引导下,未来将有越来越多的医疗机构、高校及其他科研院所、企业、金融机构等多元主体持续开展协作,将"政、产、学、研、用"相结合,筛选发展出更多安全有效、简便易学的健康管理适宜技术。我们可以期待,在不久的将来,从健康自测问卷到心脑血管疾病、代谢性疾病、相关癌种的筛查,功能医学评估的健康监测,再到依靠大数据、云计算、物联网等新技术的健康风险评估,营养、运动、心理等多手段的健康干预等,都将在科学技术创新引领下焕发新的活力。

2. 引领智能健康管理的巨大市场

伴随着人口老龄化程度不断加深,老年人口的需求格局也将发生明显变化,我国慢性病防控的严峻形势,慢性病医疗费用支出占 GDP 比例逐年递增,加之 2019 年暴发的新冠肺炎疫情叠加的健康管理服务消费需求等,国民在健康观念、健康素养和大健康消费决策等方面均将出现重大转变。在智慧医疗大背景下,智能健康管理将随之进入以"健康生活方式升级"为代表的新阶段。

四、"互联网+智慧"健康服务

(一)发展概述

基于"互联网+移动"的健康管理一般流程为三大步骤,行业专家把其归纳为"三早"健康管理系统,即开展健康状况检测与信息收集(早筛查)、健康风险评估与健康评价(早评估)、健康风险干预与健康促进(早干预)。三个步骤循环往复,形成一个不断螺旋上升的良性闭环。

1. 健康状况检测与信息收集

健康信息收集和健康检测,为健康管理后续各环节提供信息支撑,是实现"早筛查"的重要前提。传统的健康信息收集仅仅停留于健康体检阶段,随着互联网医疗及物联网技术的发展,现在可通过便携式医疗检测设备、可穿戴式医疗设备等检测人体生理状态,如心率、血压、呼吸状况等。同时这些动态健康数据信息还可通过互联网、手机 app 等方式,实现即时数据共享,对接医院、社区或企业的健康小屋、个人用户的可穿戴设备等,从而实现了健康数据的多样化及健康档案的云存储管理。

2. 健康风险评估与健康评价

健康风险评估与评价,为健康管理的核心技术,也是实现"早评估"的关键部分,主要可用于高血压、心脏病、脑卒中等慢性病的预警预测。目前国内外学者多利用大数据提取整合方法,建立的预警预测模型,以前瞻性队列人群研究为基础,通过数据挖掘技术,实现构建疾病风险预测模型的方法来开展健康风险评估。截至目前,国内相关的疾病风险预测模型还尚少,但移动医疗的发展为人群健康大数据的建立提供了可靠的前提条件,作为健康管理领域的研究热点,此项方法的深入研究,可以极大地弥补过去流行病学相关研究的不足之处。

3. 健康风险干预与健康促进

健康风险干预和促进,是目前移动医疗发挥最大作用的领域,是健康管理的重要环节和落实"早干预"的最终目标。目前国内外健康管理和慢性病防控的相关指南对健康干预策略已形成共识,即采用分层次的干预策略,低风险人群以科普教育为主,中风险人群以生活方式干预为主,高风险人群则针对异常指标采取个体化的干预措施。

目前,健康干预及健康教育在信息方面主要依靠健康管理软件平台、移动手机 app、微信公众号、健康短信等方式推送,客户可从中轻松获取健康信息,如需体检、就诊等,也可自行通过 app 预约、挂号,并由专门的健康管理服务公司提供点对点线上服务,即协助提前预约挂号、后续健康管理服务等。对于慢性病患者,还可在线获得健康管理师的指导,制订健康干预方案,获得生活方式及用药提醒等,构建了远程慢性病健康管理服务新模式,如图 7-3-6 所示。但目前针对移动健康管理开展健康干预人群的依从性等问题仍存有一定争议,有待后续进一步改善提升。

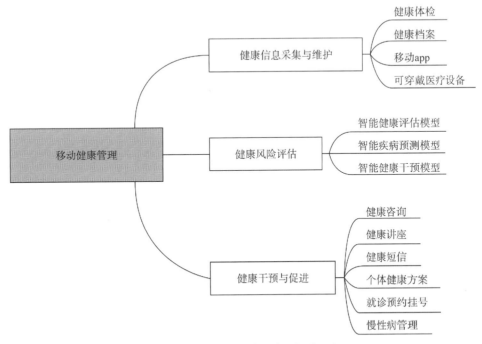

图 7-3-6　移动健康管理涉及领域示意

4. 健康管理 app

健康管理 app 以一体化的平台,连接可穿戴医疗设备等,收集客户生活方式数据、体征信息等。同时内置医疗健康知识库,当客户有特征数据或行为特征异常时会发出预警提醒,并配套提供有后台医疗服务,可远程问诊,关键的医疗信息可推送给指定医生。通过健康管理 app 整合数据,供给医疗资源与医疗服务开展个性化的健康管理服务。目前国内已有几个体系较为成熟的健康管理平台,除此之外也有针对高血压、糖尿病等特定慢性病,针对女性健康、饮食健康、美容瘦身、锻炼类等的各式健康类 app。

(二)"互联网+"健康管理平台

伴随全民健康战略的全面铺开,我国医疗健康服务正呈现全方位发展态势,构建以"患者"为中心的互联网+慢病健康管理,以"客户"为中心的互联网+生活方式健康管理的新服务模式正在悄然兴起,以下流程图为杭州希和健康管理运营平台(图 7-3-7 与图 7-3-8)。

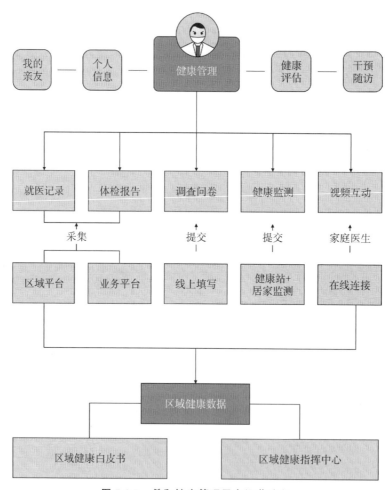

图 7-3-7　希和健康管理平台运营流程

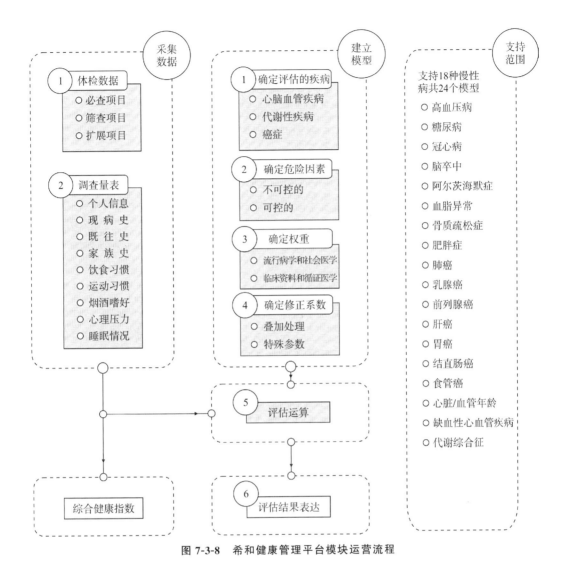

图 7-3-8　希和健康管理平台模块运营流程

(三)"互联网＋智慧"健康服务未来趋势

　　未来的智能健康服务将借助互联网、5G 技术、移动终端、云端、物联网和人工智能等技术支撑,构建智慧健康服务体系,其在社区卫生服务中心、养老服务站等场景下的运用将更加广泛,并在市场需求的不断提升下逐步适应完善。伴随居民电子健康档案的普及和相关法律、制度建设的不断完善,对重构以慢性病患者为中心的医疗服务提供体系,药物和饮食对疾病学的对应关系研究,养老产业的快速发展等都将提供强有力的支撑,为真正实现轻药品、重预防的全民健康之路书写新的发展篇章。

五、健康大数据与物联网

(一)发展概述

1. 健康大数据

健康大数据,是以居民健康档案、电子病历、电子处方等为核心,融合可穿戴设备、智能健康电子产品产生的人口健康信息资源库。各地卫生监管机构在国家鼓励医疗健康大数据发展的背景下,构建地方公共卫生疾病预防、健康体检、卫生监督等数据中心,以便掌握地方整体的医疗卫生资源、疾病预防控制、健康体检、妇幼卫生及卫生监督系统情况等,特别是在慢性病管理的数据监测中,能开展针对性的心脑血管、高血压、糖尿病等疾病监测。麦肯锡全球研究院一项最新研究显示,大数据分析技术助力美国医疗卫生机构每年至少节约 3000 亿美元的支出。

原则上保险服务处于医疗链条的末端,患者向保险公司理赔已经在治疗结束后,"互联网+大数据"为保险行业特别是健康保险服务从末端扩展到医疗服务、健康管理的前端提供了机会。目前各大保险企业(如中国泰康人寿保险、中国人民保险公司等)纷纷加速健康医疗布局,探索建立基于新技术的健康管理服务模式,通过大数据分析应用,推动覆盖全生命周期的预防、治疗和健康管理的一体化健康服务。

2. 健康云

健康云,即以 SaaS(软件即服务)的方式向云计算产业基地所在区域下属的所有医院和相关医疗机构提供医院管理和居民健康档案管理应用的服务。借助云服务、云存储、云计算、移动互联网、物联网等技术手段,医疗研究机构、医疗机构、医疗厂商等有关部门互动交流,为有健康需求的人士及患者提供实时、在线的疾病诊断、人体功能数据信息采集、健康管理等服务。

如创维电视的"云健康"系统,可实现体重、脂肪、血压等多项健康信息监测,且强大的云端服务器能保存所有的客户体检数据,并帮助建立私人健康档案、定制个性化专业健康促进计划,实现自我健康有效管理。

3. 健康物联网

物联网,即物物相连的互联网,是信息化时代的重要发展阶段,其基础和核心仍是互联网,是在互联网基础上的延伸和扩展,是用户端延伸到任何物与物之间进行信息交换和通信的方式。从 2008 年底开始,IBM 就设想在医疗领域充分应用物联网技术,达到实现医疗信息互联,诊断科学、公共卫生预防共享协作等目标。

传统居民健康管理主要包括:建立居民健康档案、跟踪采集健康指标信息(如血压、血糖)、智能健康预警、疾病转诊等。而采用物联网技术后,健康管理档案信息可依托预防、体检、咨询、评估等方式,以数字化形式预测表达出处于亚健康的个体从未病到发病的动态轨迹,并依据信息数据提出个性化的健康干预建议方案,以最大限度实现疾病警示,对早期疾病预防及开展健康促进活动有着积极的意义。同时物联网技术还能自动收集慢性病患者身体指标变化数据信息,并提供及时监测,将信息汇总传递到健康管理中心个人健康档案中,方便实时调整干预策略,开展个性化健康管理服务。

4. 虚拟货币

虚拟货币类似网络论坛中的积分,一方面用于鼓励健康管理服务对象主动进行自我数据信息监测及健康管理,另一方面激励医生参与和实施健康管理服务,增加健康管理的乐趣。客户可通过自填问卷、自我体检、服药、锻炼等打卡方式来开展自我健康信息的管理,以此获取虚拟货币。虚拟货币可兑换相应的医疗卫生服务,还可用于评价医生的服务态度与质量,而医生通过与患者的有效互动交流、推送健康教育知识以及获得患者好评等方式获得虚拟货币,并以此兑换工作绩效。

(二)厦门"三师共管"的互联网构建实例

厦门"三师共管"模式以"慢病先行,两病起步"为基本策略,立足糖尿病、高血压等慢病,以大医院专科医师、基层全科医师和健康管理师组成服务团队,构建了"1+1+N"的三师共管家庭医生签约服务模式。

其中互联网技术在服务运用中的表现尤其抢眼,慢性病患者通过签订家庭医生服务协议,即可通过健康管理平台移动端"厦门i健康"手机app及微信公众号"e＋医"等多种登录方式,登入查看最新慢病健康管理信息,医院医师、社区全科医师、健康管理师的"三师共管"团队可通过互联网采集慢性病患者健康数据及监测其疾病发展情况,有效实现了科学、连续、长期的实时互动。

(1)通过可穿戴设备和便携式医疗设备,如家用血压器、血糖仪等帮助医生实时记录签约居民的健康数据,评估诊疗方案的效果并不断调整方案,为疾病诊断和治疗方案确定提供依据。

(2)厦门市卫生健康系统借助"市民健康信息平台"记录慢性病患者的基本信息、健康评级、生活方式、相关并发症等信息,健康管理师有效结合所采集信息情况,安排全科医生开展慢性病患者的随访日程。此平台的投入使用,积极有效利用互联网技术,改善了城乡医疗资源分配不均的状况,实现了信息的交互加速,有效整合提升了医疗资源的使用效率。

(3)健康管理师团队借助互联网技术有计划地开展系统性健康宣传教育活动,以分步骤分阶段推进的方式加强慢性病患者对疾病及其并发症的认识,提升健康素养水平和健康意识,在日常生活中主动关注自身健康,纠正不良生活习惯,减少健康危险因素。

(4)借助医疗数据交换技术,提升慢性病患者双向转诊的便利性,控制医疗费用的支出,同时保障大型医疗机构与社区医疗卫生机构之间的沟通协作,在互动协助中大大提升了卫生技术人员的服务能力,减轻大型医疗机构的工作负担。

(三)健康大数据与物联网发展趋势

随着移动互联网的发展,未来将可借助多种形式的智能手持终端和传感器,实现个体健康数据的有效精准测量及传输,健康产业将朝着个性化、移动化的方向发展。未来的大数据分析将极大帮助早期识别更多患有慢性疾病的个体,开展早期干预与治疗,提高慢性病患者的生存质量及生活品质。未来移动医疗的发展方向将随着"大健康"产业的发展不断向健康管理靠近,如何有效利用移动医疗,进一步推进分级诊疗的实施进程,让有限的医疗卫生资源惠及更多公民是一个值得研究的重要课题。从"健康中国"的整体战略布局出发,智能硬件、大数据等技术的充分应用,医疗基础信息的整合与共享,个人健康的全面信息监测与管理,全民健康理念的不断普及深入,必将共同助力健康中国战略的实现。

（蔡枫瑜）

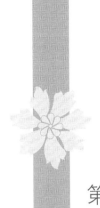

第八章 | 元宇宙技术

第一节　元宇宙

一、元宇宙概念

自从2021年(元宇宙元年)开始,许多专家、研究组织以及相关公司从不同的研究视角给出了元宇宙的定义。目前关于元宇宙的定义颇为繁多。

微软公司认为,元宇宙是"智能云和智能边缘的巅峰之作",它的本质在于构建一个与现实世界持久、稳定连接的数字世界,元宇宙将让物理世界中的人、物、场等要素与数字世界共享经验。比如,在企业加速数字化转型的过程中,元宇宙可以让人们在数字环境中会面,借助数字替身以及更有创意的协作方式,让人们从世界各个角落,更加自如地交流沟通。

亚马逊公司认为,元宇宙可以将现实世界中的所有人和事都数字化,并投射在一个云端世界里,在这个云端世界里你可以做任何你在真实世界中可以做的事情。比如在云端世界跟家人朋友吃饭逛街、用虚拟社交软件交流、浏览虚拟亚马逊商店购物等。

元宇宙概念上市公司Roblox认为,元宇宙应该具有八大要素,即身份、朋友、沉浸感、低延迟、经济系统、文明、多元化、随地。不仅如此,该公司还认为以游戏为起点是元宇宙的重要表现形式,并逐渐整合互联网、数字化娱乐、社交网络等其他功能,长期来看元宇宙甚至可以整合一些社会经济与商业活动。

清华大学新闻学院沈阳教授曾这样解释元宇宙,在他看来元宇宙是一种整合多种新型技术而产生的一种虚实相融的新互联网应用和新的社会形态,它是基于扩展现实技术来提供的一种沉浸式体验,也是一种数字孪生技术生成现实世界的镜像,通过区块链技术来搭建经济体系,将现实与虚拟两个世界在经济系统、社交系统、身份系统上进行密切融合,并且允许每个用户对里面的内容进行生产和编辑。

全国科学技术名词审定委员会将元宇宙定义为：人类运用数字技术构建的，由现实世界映射或超越现实世界，可与现实世界交互的虚拟世界。

腾讯总裁刘炽平对元宇宙的表述是，元宇宙是一个令人激动，却也相对模糊的概念，从比较高的角度来审视这个领域，任何让虚拟世界变得更为真实，或者通过虚拟技术让真实世界更加丰富的技术，都可能成为元宇宙概念的一部分。所以腾讯认为这个概念可以为游戏和社交网络行业增添新的增长机会。

截至 2022 年 11 月，维基百科对元宇宙的定义是这样的：元宇宙是一个集体虚拟共享空间，由虚拟增强的物理现实和物理持久性虚拟空间融合而成，包括所有虚拟世界、增强现实和互联网的总和。

目前，元宇宙的定义尚未统一，不同组织对元宇宙的定义各有侧重，众说纷纭。

二、元宇宙的关键技术

元宇宙作为一种新的技术概念，以用户为中心，是一种综合了当前几乎所有软硬件技术的互联网应用。图 8-1-1 展示了元宇宙的关键技术。

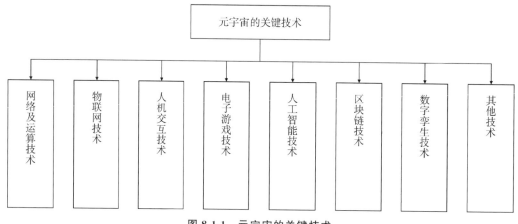

图 8-1-1　元宇宙的关键技术

（一）网络及运算技术

网络及运算技术是元宇宙的基石。在元宇宙概念的应用场景下，访问系统数据库和现实世界的终端设备进行实时数据传输，用户在虚拟空间中进行实时交互等相关常规操作，都需要低延迟大带宽的高质量网络和高性能的计算平台的支撑。如 5G/6G、云计算、边缘计算等。

（二）物联网技术

元宇宙框架下的虚拟世界和真实物理世界的泛在连接，需要众多传感器、智能终端等物联网设备提供数据采集、处理和传输等功能的支持。因此，物联网技术是元宇宙虚实交互和万物互联的技术基础,是虚拟世界和现实世界沟通连接的信息桥梁。目前,用户接入元宇宙虚拟世界主要也是依靠物联网终端设备,比如 VR 一体机、智能手机等。计算机硬件和物联网技术的进一步发展,将推动虚拟终端设备的小型化和便携化,使得用户随时随地只要使用相应的智能终端设备就可以接入元宇宙虚拟空间,这打破了时间和地理空间的限制,能够带给用户更好的体验感。

(三)人机交互技术

人机交互技术(HCI)是元宇宙应用中最重要的技术之一,这是用户能够直接感受到的技术,主要包括虚拟现实技术(VR)、增强现实技术(AR)、混合现实技术(MR)。目前,用户体验元宇宙虚拟世界最常见的方式就是使用 VR 眼镜,在视觉和听觉上与虚拟空间融为一体。VR 眼镜是利用头戴式显示设备将人的对外界的视觉、听觉封闭,引导用户产生一种身在虚拟环境中的感觉。目前,虚拟现实头戴显示器设备所涉及的相关技术已相对成熟,虚拟现实终端设备也已面向消费市场普及。随着元宇宙概念的流行,VR 产业再一次迎来了春天,针对虚拟现实等的人机交互技术的研究也在不断地深入。

(四)电子游戏技术

电子游戏技术通过游戏引擎、实时渲染和三维建模,在虚拟世界中构建真实物理世界的映射对象,它是目前元宇宙应用最直观的表现方式。目前,元宇宙的应用大多以 VR 游戏呈现,其底层依赖的就是我们熟知的电子游戏技术。元宇宙游戏同现实世界高度同步、高保真,同时运用 VR、AR、MR 等技术,加强虚拟空间和现实世界的密切联系,增加人机交互,提高游戏体验和游戏使用者的沉浸感。目前,这方面做得比较好的是 Roblox 游戏公司,该公司于 2006 年发行的游戏 Roblox 是一款结合了虚拟世界、休闲游戏以及自建内容的沙盒游戏,在游戏中,用户可以通过自行建立来完成大多数的作品。同时,为了让游戏能够兼容 VR,Roblox 还专门优化了用于 VR 的摄像头控制,以此来降低加速速度,从而增加游戏中第一和第三人视角之间的切换选项。根据统计,截至 2019 年,已经有超过 500 万的青少年开发者在开发 3D、VR 等数字内容时使用 Roblox,吸引的月活跃玩家超 1 亿人。Roblox 也因此成为了世界上最大的一款基于虚拟世界的多人在线创作游戏。

(五)人工智能技术

人工智能(AI)作为元宇宙的最重要的核心技术,其地位不言而喻。人们进入元宇宙后,会以数字化身存在并活动,而数字化身的视觉、听觉、触觉等全方位感知能力就离不开 AI 技术,如 AI 驱动的计算机视觉、自然语言处理、数字触觉等已经有了切实可行的落地应用。AI 技术基于海量的数据,进行模型训练以获得最小的损失,使得神经网络的输出值不断逼近真实值,从而达到分类或预测任务所要求的精度,将人工智能技术赋能元宇宙,可以对元宇宙应用起到一定性能改善和优化的效果。可以说,人工智能技术是由大数据驱动的,而元宇宙应用在运行过程中也势必会产生海量的数据,二者相辅相成、相得益彰。

(六)区块链技术

区块链技术的快速发展,为构建虚拟世界安全高效的经济体系提供了技术支撑。区块链是一种分布式数据库,数据存储在块中,而不是传统的结构化表中。用户生成的数据填充到一个新块中,该块将进一步链接到以前的块。所有区块都按时间顺序链接。用户在本地存储区块链数据,并使用一致模型与存储在对等设备上的其他区块链数据同步。用户被称为区块链中的节点,每个节点在链接后维护区块链上存储的数据的完整记录。如果一个节点出现错误,可以引用数百万其他节点以更正错误。因此,在区块链技术下,数据的安全性得到了保证。在元宇宙的经济系统中,区块链技术主要用于金融交易以及数字版权的确认,从而提升供应链管理的效率,继而真正实现了核心的去中心化。

(七)数字孪生技术

数字孪生(digital twin,DT)是一种充分利用物理模型、传感器更新和运行历史等数据,通过数据集成的一个多学科、多物理量、多尺度、多概率的仿真过程,将仿真过程在虚拟空间中完成映射,从而反映出相对应的实体装备的全生命周期过程。简言之,数字孪生就是一个运用计算机技术对现实世界做数字复制的过程。目前,数字孪生技术已经发展得相当成熟,并广泛应用于产品设计、产品制造、工程建设等领域。基于数字孪生技术能够虚拟仿真物理世界的特性,人们可以实现元宇宙和真实世界之间的虚实交互。可以说,数字孪生是构建元宇宙世界的基础,是实现元宇宙的核心技术。

(八)其他技术

元宇宙除了上述主要支撑技术以外,还有一些如创建身份系统与经济系统的技术、内容创作技术、数字人和治理技术等。元宇宙作为一个虚拟世界,同样需要具有现实世界所需要的法律、法规、道德等约束,元宇宙不是法外之地。在目前元宇宙的发展阶段,已出现了亟待解决的问题,如数字经济、数字财产、数字身份、数学藏品的炒作和丢失,个人隐私信息的泄露等。另外,内容是吸引用户进入元宇宙的主要原因,可以通过内容创作技术,元宇宙可以率先进入教育、培训、艺术、影视、文旅、社交、游戏等领域,构建元宇宙繁华景象。

(柳培忠)

第二节 智能医学教育

随着社会的发展,现代医学已经进入了一个精准医疗、人工智能和现实虚拟的新时代,智慧医疗的出现使得生命科学和信息技术的结合可以做得更加完美,而医学教育也需要借助前沿科技来进一步提升教学内容和改善教学手段。将人工智能技术应用到教育教学当中的历史由来已久,虚拟实训系统、智能机器人以及虚拟网络诊疗平台已经在实际生活中参与到医院的临床诊疗、教学甚至住院医师规范化培训当中。由此可见,人工智能的发展为高等医学教育带来了很多新的机遇,同时也对推进医学教育体制改革和提高医学教育水平具有长远意义。

一、智能医学面临的问题及瓶颈

目前我国医学教育与人工智能的结合还处于起步阶段。对比现在相关的政策要求和智慧医疗的实践情况,对医学教育进行智能化改革的步伐是相对较慢的,医学教育中人工智能的应用目前也还存在着诸多问题。这些问题主要表现为人工智能的资源不足、人工智能在地区的分布不均衡、医学教育中智能技术应用不足、个性化医学教学条件比较缺乏,智能化医学教学管理效率以及协同化水平低等特点。

(一)医学教育者对人工智能应用的认识不足

当前部分医学教育者对人工智能应用的认识存在偏差,主要体现为:一是部分医学教育者对人工智能在实际医学教育中的价值存在疑惑,认为人工智能在实际的医学教育中不能够发挥明显的作用。二是有些教育者还未认识到将人工智能和教育相融合而产生的优势,对"智能化"和"人格化"的认知存在一定差异,从而导致医学教育者对人工智能在医学教育中的应用还存在诸多认识问题。三是医学生对人工智能场景下的医学教育与医疗决策相关伦理问题也存在认识上的不足。不仅如此,人工智能技术的不成熟以及其目前教学应用效果研究较少,对人工智能技术的相关普及宣传和培训少,教师对人工智能知识的了解相对比较落后以及传统的医学课程改革和教学环境限制等因素都是导致上述问题的潜在原因。

(二)医学教育中人工智能应用的技术瓶颈

目前人工智能在医学教育大数据、核心算法等的应用中还存在一定的技术瓶颈。将人工智能应用于个性化的医学教学模式还尚未成熟,难以从中评估人工智能在医学教育中的有效性等。当前在市场上应用比较多的"人工智能+医学教育"软件属于弱人工智能软件的一种,并且这些应用中的大多数产品还仅仅只关注了辅助学习这个领域。在智能决策运用方面,运用单一的智能算法来运算存在可扩展性较差的特点,无法很好地适应当前复杂多变的医学教育场景,有以偏概全的风险。究其原因,还是与我国人工智能的硬软件基础条件、产业生态、开发模式、应用场景、资源投入以及医学教育数据获取等环境因素还存在一定的滞后性有关。

二、智能医学教育的应用现状和发展

(一)智能医学教育的现状及发展

为更好地适应智能医学在国内的发展,部分大学已经开始将新的医学课程融入日常课程中去,以此来满足在未来临床实践中医务人员对智能医学的需要。这些课程中不仅用到了更多的如物理和数学的"硬科学"方法,还在其中增加了计算科学、编码、算法和电子工程这几门学科的相关知识。随着智能医学教育的发展,未来这些可以熟练掌握人工智能技术的医生将能够依靠自身的临床经验和数字专业知识,来解决现代的健康问题,并参与医疗机构的数字战略制定以及智能医疗设备的管理。近年来在美国的一些医学院当中,已经开始为医学生开设医学人工智能的相关课程,并在医学教育中开展人工智能的相关培训。而在我国,人工智能机器人也早已通过了中国国家医疗许可证考试。人工智能和机器学习技术在智能医学中的应用,也为在医学教育中利用大数据进行教育提供了新的方法,学者们也在积极探讨人工智能在教学领域中的应用效果。研究者通过创建"自动教育反馈平台"这个虚拟的手术助手,同时利用可解释的人工智能来进行一些基于仿真的外科培训。研究者发现如何引入临床人工智能解决方案为学科的未来培养出智能口腔医学人才是目前人工智能在口腔医学领域所面临的机会和挑战。不仅如此,在现存的中国医学教育系统中,人工智能的医学教育应用效果也得到了诸多研究团队的验证,例如,在临床医学本科生骨髓细胞形态学教学中运用人工智能图像进行教学,在医护综合技能培训中运用智能模拟人技术等。然而,目前我国在人工智能、移动医疗应用和远程医疗等领域的医学教育还存在着许多不足,这些都需要进行下一步研究、发展和推广应用。

人工智能的发展历史经历了起步发展期、反思发展期、应用发展期、低迷发展期、稳步发展期、蓬勃发展期。时间轴图(图 8-2-1)中的节点标识了每个阶段的关键事件。

(二)智能医学教育的应用

1. 虚拟网络学习平台

医学教育通常包括理论授课和临床实践两个内容,它要求医学生能够熟练掌握正确的临床工作方法,同时培养良好的临床思维能力。目前对虚拟实践的定义可以理解为利用人工智能和大数据两个平台,通过建立科学的临床思维能力评估模型和方法进行医学教育和实践。如以"治趣"为代表的虚拟诊疗互联网平台就是以临床思维训练为核心的一个平台,它通过构建一套能够对临床诊疗能力进行评估的体系,以此来给不同的教育对象在不同阶段的"临床胜任力"进行一个综合评估,并形成一种能够提供临床思维训练的新模式。它可以针对医疗机构和学员两者不同的教学目的形成个体化的学习目标和计划。学生也可以利用这个平台对虚拟病人进行问诊、体检、辅检、诊断和治疗等实践。之后还可以在平台上与病人进行对话,获取相应的体检报告,通过病人的体检报告对病情做出判断,从而规划出合理的诊疗方案。通过虚拟实践这个方法,医学生在学习中将会变得更加具有主动性和自觉性,医学生学习形式也将变得多样化。虚拟网络学习系统的出现使得在校医学生对临床问题的解决能力得到了提高,同时在一定程度上也能节约学校的教学成本,提高教师教学质量和效率,从而达到优质教学资源的共享。虚拟网络学习系统在充实临床教学内容的同时,还能对一些拥有丰富经验以及创新思维的教师进行再培训,从而促进医学生对临床基本知识的掌握,并有效培养医学生的临床思维能力。

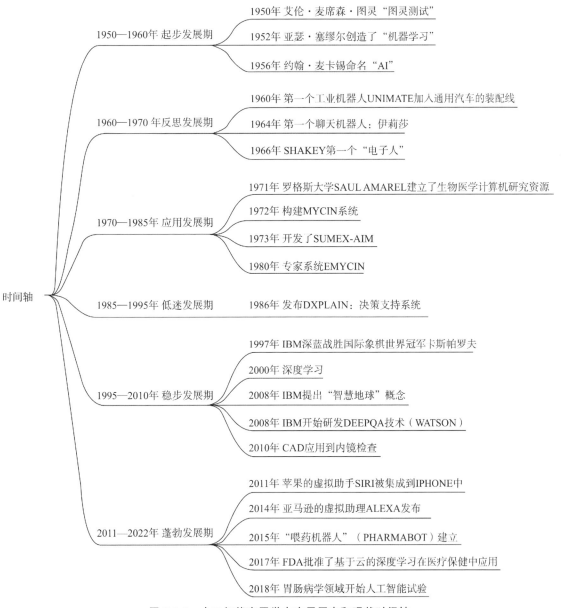

图 8-2-1　人工智能在医学中应用历史和现状时间轴

2. 虚拟实训系统

实践训练对医学生的培养也具有重要的作用,具备扎实的诊断学功底是每一名医学生在今后从事临床工作的基础。传统的诊断技能主要包括四个方面,分别为问诊、体格检查、读图阅片(心电图、胸片)以及四穿一导(胸穿、腹穿、骨穿、腰穿、导尿),上述这些诊断技能都是每名医学生必须掌握的最基本也是最核心的技能。在我国,《中华人民共和国执业医师法》明确规定无执照的医学生不得单独对病人进行诊疗操作,这也使得学生在实习阶段缺乏一定的操作机会。这其中的原因一是课堂上的教学内容比较枯燥,教学模式也相对单一,学生难以做到及时理解、掌握,另一个原因则是学生在医院实习时,自己动手的机会比较少,导致传统的教学质量很难得到提高,这也是当前医学教育改革亟待解决的问题。而虚拟实训系统的出现便可以很好地解决以上难题,并在一定程度上使临床技能操作的教学质量得到提升。例如,清华大学医学院可以将患者的影像数据转换成全息化的人体三维解剖结构,并将其映射在虚拟空间里,这便是借助了"人工智能技术+全定量现实虚拟技术"两项技术。同时,医生可以利用虚拟实训系统对病人器官和病变进行立体几何分析,这对于注重精准、微创和个体化的现代外科手术来说具有很深远的意义。不仅如此,学生也可以借助这个平台完成虚拟解剖作业以及模拟不同的手术方式和设计手术方案等。

虚拟现实技术的学习则需要将操作技能与非操作技能训练相结合,在加强自身基本手术技能训练的同时,还可以掌握特殊手术的相关步骤。医学生通过虚拟手术来锻炼自身的手术技能,同时也可以身临其境地感受到手术所带来的紧张感以及所处的实战状态,从而提高学习效率。

3. 智能机器人

"讯飞智医助手"是一款由科大讯飞研发的,全球第一个通过国家医师资格考试的人工智能机器人。随着科技的发展,机器人技术在医疗领域的应用正在迅速形成一个新的产业,运用机器人技术来辅助外科医生进行手术的现象也越来越普遍。机器人和虚拟现实场景在教学中也能够辅助学生进行操作培训,为学生提供实践训练,同时又无须让患者面临风险。人工智能机器人具有精确、稳定、高效等三个特点,它可以在数据分析的基础上对临床操作进行模拟,可以用来给刚进入临床实习的医学生示范正确的手术动作。由韩国研发的"母子"机器人便是智能机器人在医学教育上一个很好的应用,它不仅可以模拟出产妇分娩的全过程,还可以模拟产科手术过程中一些较为复杂的状况,真实还原产妇分娩的情景,可以更好地带助学生直观学习,积累临床实习的经验。

4. 助力科研

在科学研究领域方面,大数据的挖掘也需要运用人工智能技术。大数据可分为结构化数据与非结构化数据两种。结构化数据即行数据,它是一种在数据库中存储,可以用二维表结构来实现逻辑表达的一种数据;而非结构化数据则是包括所有格式的办公文档、文本、图片、XML(可扩展标记语言)、HTML(超文本标记语言)、各类报表、图像和音频/视频信息等。要想对这些数据进行分析并不简单,这其中便涉及人工智能技术。沃森是一款由IBM公司所打造的医疗认知计算系统,它目前已应用于为乳腺癌、肺癌、直肠癌等多种肿瘤的治疗提供决策。它可以将患者的一般情况与现有医疗库的数据进行匹配和分析,从而帮助医学生找出最有效和最个性化的癌症治疗方法并让医学生加以学习,而这同样也是各治疗方案的循证支持和指南来源。*Cell* 杂志发表了一篇题为"Identifying Medical Diagnoses and Treatable Diseases by Image-Based Deep Learning"的论文,论文中提到可以利用转移学习技术开发一个人工智能系统,这个系统可能有助于某些可治疗疾病的诊断。智能医学教育在新形势下可以拥有前所未有的广阔发展空间,但同时也面临着严峻的考验。只有在明确了培养目标的基础上,通过制订科学的培养计划,加强对学生实践能力的培养,同时突出中医传统运动的康复特色,这样才能培养出一批既具有坚实理论基础又具有实际临床操作能力,而且又受用人单位欢迎的康复人才。

(柳培忠)

第三节　虚拟仿真教育

当前,我国医疗行业存在卫生资源总量不足、分布不均,以及基层医疗卫生机构服务能力不足等问题。这种医疗形势对我国医疗卫生系统和医疗教育体系是一种直接的考验,同时也对医学人才提出了新的要求,因此我们更需要加强对医学教育的重视程度。实践对于医学教育这门学科是非常重要的,它主要由实验操作及临床实习这两个部分组成,医学生学习效果的好坏也直接关系着他们自身的诊疗技术水平。由于教学医疗资源短缺,学生在学习过程中能够全面参与的机会很是难得,这既不利于激发学生在学习中的积极性与主动性,也难以培养出一批出色的医学人才。而虚拟仿真教学是一种可以解决以上问题的一个教学手段,它既可以解决教学资源稀缺的问题,同时还能降低教学成本,给学生还原真实的场景。由此看来,在当前的"互联网+"时代,将虚拟仿真教学作为高等医学院校教育改革的重点研究方向已经成为重中之重。

一、虚拟仿真技术

虚拟仿真(virtual simulation,VS)技术,又被称作计算机仿真,它是用一个系统去对另一个真实系统进行模仿的技术。同时它可以利用计算机来生成三维的动态实景,对系统的结构、功能和行为,以及对参与系统控制的人的行为和思维过程进行动态模拟。虚拟仿真技术又称 VS 技术,最早是被应用于阿波罗登月计划、洲际导弹的研制、核电站运行等军事领域方面。直到 20 世纪 70 年代中期,民用领域才开始慢慢出现 VS 技术。从1980 年前后开始,随着计算机信息技术的大规模发展,VS 技术逐渐开始应用于人们生产及生活的各个方面,如医学教育领域的仪器仪表,德国 Ruhr 大学的"网络虚拟实验室"学习系统,等等。

二、虚拟仿真在医学教学中的应用

(一)虚拟仿真在临床实习教学中的应用

在现实生活中,医生进行外科手术操作时,虚拟和现实中的交互模拟可以更好地帮助其理解手术的过程。同时虚拟模拟器作为一种应用工具,可以让医疗人员在虚拟环境中进行练习,并熟悉不同的手术工具,以此来提升医疗人员的专业操作能力。对于即将面对患者、进入临床实践的学生来说,如果可以通过佩戴特殊的仪器进入一个逼真的医疗环境当中,让每名学生犹如身临其境,置身于不同的医疗场景中进行专业训练,这样不仅可以提高学生的临床诊断能力和心理承受能力,还可以对学生应对突发状况的能力及与患者进行良好沟通的能力进行培养,而虚拟仿真技术可以模拟医院内的各种真实场景,如门诊、病房、药房、创伤急救等,从而让学生有更好的学习体验和效果。不仅如此,虚拟仿真技术也可以作为一种工具,用来对患者进行健康教育或者给患者提供相应的治疗。

(二)虚拟仿真在口腔医学教学中的应用

在口腔医学中,CDS-100 模拟器已经被证明是一种有效的计算机工具,它可以为根管治疗和修复体应用提供 3D 实时准确的反馈,并为临床提供客观的结构化检查。DentSimTM、Simodont 和 IDEA 虚拟仿真模型在口腔技能操作中扮演重要角色,它可以帮助学生进行诸多的模拟操作,如手部灵活训练、龋病窝洞制备、全冠修复、桥基牙的备牙、根管充填、疼痛处理等操作。它还可以监测学生在操作时是否出现严重的错误,在学生需要时也可对其进行评估。另外通过虚拟仿真技术还可以创建一个颌面部急救培训的学习环境,从而提高初级学员的知识和信心。

(三)虚拟仿真在医学影像和检验教学中的应用

在医学影像教学中,由于教学所用的设备数量有限且价格昂贵,医学生很难得到亲自上手操作使用设备的机会,也无法体会到规范的检查流程。虚拟仿真可以在无辐射情况下模拟医学影像教学中所需的各种虚拟实训场景,让学生可以在虚拟的环境中反复演练,熟悉每台设备的工作原理、使用程序以及操作流程。部分医学影像图像具有某些特点,如相同的疾病表现为不同的影像图像而不同的疾病却可以表现出相似的影像图像。学生可以通过虚拟仿真这个技术来回顾患者的病例信息、临床诊断及影像图像,继而进行学习归纳,从而提高自身的阅片能力。在医学检验实验教学中,多有涉及患者体液或危险生物材料的教学,存在一定的感染风险,同时学生对形态学可能感到抽象和难以理解。教师可以依托虚拟仿真技术来构建一个实验平台,这样便可以更好地指导学生对检验技术进行学习。

(四)虚拟仿真在中医教学中的应用

中医的学习内容相对抽象,在学习过程中需要将理论与实践进行结合,对医学生来说,中医学习是一个漫长而且枯燥的过程。其中针灸学是中医学习中一门实践性比较强的课程,为了能够提高教学的效果,北京中医药大学运用虚拟仿真技术构建了经络腧穴虚拟仿真系统并将其应用于课程教学当中,这样不仅可以通过文字对学生进行穴位教学,而且可以将穴位更加立体、形象地呈现给学生。目前在中医教学中,虚拟仿真技术的应用范围越来越广,如药用植物学、中药炮制学、中医诊断等方面都运用了虚拟仿真技术,这些同时也对中医的普及与发展起到了一定的促进作用。

(五)虚拟仿真在病理教学中的应用

在病理教学中,虚拟仿真将组织学与胚胎学、人体解剖等进行联合,将他们从正常组织到病变组织的变化过程展现出来,让同学们可以更直观地进行对比学习。不仅如此,VS 技术还可以通过模拟取材、制片这两个过程,让学生可以亲身参与其中,提高学生的学习兴趣。教师也可以通过虚拟仿真技术来构建病理数字化资源库,从而解决切片褪色、易碎以及资源短缺这些问题,让每名学生可以自主地进行线上线下学习,使教学效果得以大幅提升。

虚拟仿真与教学不断融合加深,已经成为医学教育改革中一项非常重要的技术。利用虚拟仿真来进行教学,不仅可以推动人才的培养,还可以弥补传统教学存在的不足。将其在各个医学学科中进行应用,也可以提高医学教学的高效性、科学性和实用性。

(柳培忠)

+·+

第四节　医学数字孪生

+·+

一、数字孪生

数字孪生(DT)是指充分利用物理模型、传感器、运行历史等数据,从而集成多学科、多尺度的一个仿真过程,它反映了相对应物理实体产品的一个"全生命周期过程",是实体产品在虚拟空间中产生的一个镜像。准确来说,数字孪生技术中的物理实体和它的孪生产品是指两个不同的系统,而不是两个完全一样的个体 ,它们一个是现实世界中存在的真实系统,而另一个则是通过计算机仿真出来的虚拟系统。数字孪生技术则是将真实系统通过计算机来进行模拟仿真,从而使虚拟出来的系统无论是在外观、功能还是实际运行方面上,都与现实世界存在的真实系统相差无几。

蕴含数字孪生思想的概念模型是由美国密歇根大学 Grieves 博士于 2002 年提出的，但这一概念早期被称作"与物理产品等价的虚拟数字化表达"（2003 年）、"镜像的空间模型"（2003—2005 年）以及"信息镜像模型"（2006—2010 年），且更强调在产品全生命周期管理领域中如何发挥作用，在 2011 年出版的《虚拟完美》中，"数字孪生"才作为"信息镜像模型"的别名正式出现。航空航天产业以及制造业的发展也推动了数字孪生思想与技术的落地。20 世纪 60 年代时，在美国航空航天局（NASA）开始的登月工程中，数字孪生相关的理念被引入其中，并开始应用和研究。2010 年 NASA 首次将数字孪生的表述引入两份太空技术路线图中，这里提到的数字孪生是具有明确的宇航工程背景的，是一种由 NASA 提出的强调集成化仿真的新工作模式。2011 年首篇关于数字孪生的期刊论文正式发表，它是由美国空军研究实验室与康奈尔大学进行合作发表的，主要是对飞机结构寿命的预测和保证结构完整性的数字孪生模型进行研究。2012 年，NASA 和美国空军科学研究办公室合作对数字孪生的定义进行了说明，即一种面向飞行器或系统的高度集成的多物理场、多尺度、多概率的仿真模型，它能够利用物理模型、传感器数据和历史数据等反映与该模型对应的实体的功能、实时状态及演变趋势等。NASA 和美国空军科学研究办公室在论文中对数字孪生技术在航空航天产业中的应用前景进行了展望。随着工业 4.0、人工智能、大数据等发展战略的不断出台，数字孪生已经逐渐成为智能制造、智慧城市、智慧医疗的基本要素之一，并得到了各方面的高度关注，Gartner 公司连续 3 年将数字孪生技术列为当年十大战略及发展趋势之一。数字孪生主要发展历程如图 8-4-1 所示。

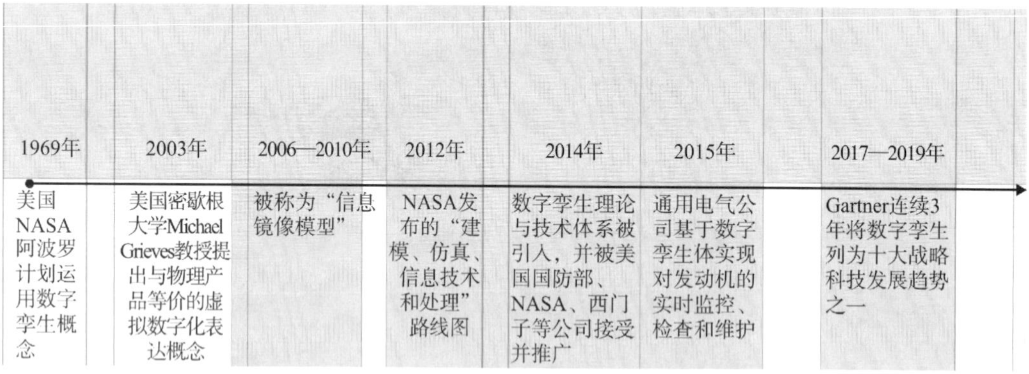

1969年	2003年	2006—2010年	2012年	2014年	2015年	2017—2019年
美国NASA阿波罗计划运用数字孪生概念	美国密歇根大学Michael Grieves教授提出与物理产品等价的虚拟数字化表达概念	被称为"信息镜像模型"	NASA发布的"建模、仿真、信息技术和处理"路线图	数字孪生理论与技术体系被引入，并被美国国防部、NASA、西门子等公司接受并推广	通用电气公司基于数字孪生体实现对发动机的实时监控、检查和维护	Gartner连续3年将数字孪生列为十大战略科技发展趋势之一

图 8-4-1　数字孪生发展历程

二、数字孪生在医疗领域的现状

在医疗健康领域方面，数字孪生技术首先应用于对医疗设备进行预测性维护，并对设备的速度和能耗等方面性能进行优化，从而完成医院生命周期的优化。在临床领域方面，数字孪生技术可以通过构建人类数字孪生，即通过构建一个与物理人相连的虚拟人，来实现人们对自身健康状态的持续检查、预测和诊断。这种数字孪生允许对人类健康状况进行详细和不间断的检查,通过结合每名患者自身的疾病史和当前所处的环境(如地点、时间和活动)来预测疾病的发生,最后给出最佳的预防措施或治疗手段。通过数字孪生技术来构建一个虚拟"个体",医疗人员将各种治疗方案都运用在这个虚拟个体上,通过对"治疗"效果的观察,医疗人员便可推断出最佳的治疗方案。数字孪生技术甚至还可以监控虚拟"个体",并在"个体"身体出现疾病前发出警报,使真正的个体或患者可以提前采取预防措施,而这也正是数字孪生模型在医疗保健领域中需要完成的任务。目前,有几家公司都在医疗健康领域中对数字孪生技术开展了研究,并取得了较好的成果。如惠普公司与洛桑联邦理工学院(EPFL)开展了"蓝色大脑"的项目合作,利用超级计算机创建出了大脑数字模型;而西门子公司也通过数字孪生技术建立了一个"数字双胞胎"模型。

(一)数字孪生技术在国外医疗健康领域的应用

数字孪生技术在国外医疗领域中的应用,主要集中在以下几个方面:一是将患者的信息数字化,实现对患者的精准医疗;二是模拟生物医药的开发过程,从而节省医药的开发成本;三是开发以风险防控为主的智能医院管理系统;四是促进以远程监测为主的智能可穿戴设备研发。将患者的信息进行数字化研究,主要是集中于单个器官的数字孪生模型与人体数据信息。如西门子医疗部门开发的智能算法便是一款基于大数据生成数字器官模型,它是同时采用磁共振图像和心电图测量创建的数字模型来模拟的第一个完整的心脏,可为医疗人员进行明确诊断以及进行各种治疗实验节省时间。美国陆军和内华达大学则是利用各种成像技术来创建出士兵的数字孪生虚拟体,然后采取 3D 打印的方式来为士兵修复受损的身体,为患者和士兵的身体提供精准的局部医疗。将数字孪生技术应用于医药开发研究,可以节省医药开发的成本,同时降低生物体药物试验的风险性。达索系统与美国食品药品监督管理局共同研发的 SIMULIA 心血管模拟仿真项目,便是使用数字孪生技术对器官与药物的相互作用进行观察的研究,其目的就是以此来减少对动物进行的医学实验活动。同时还可以在数字孪生系统中输入患者特定的生命体征和在未来医疗中有前景的研究,从而提升个性化的治疗技术。医院创新研究主要是利用数字孪生系统对医院的患者进行需求分析和管理规划。爱尔兰 Mater 私立医院基于其放射科的实际运营情况与西门子医疗健康公司进行的数字孪生应用研究,便可以用来对医院放射科的就诊流程进行改善。研究者根据放射科的实际运营情况形成大数据,根据数据创建了一个数字孪生体,使用数字孪生体,他们就可进行各种预测并测试各类场景。可穿戴设备研究主要集中于对各类人体监控设备的研制与开发。GE 医疗健康创业创新中心与美国 StartUp Health 合作,通过观察患者实际体征数据并将患者的信息(如心率、血压、呼吸等)实时传输到云端,借助相关的软件对这些信息进行分析后,便可以创建出每个人的数字孪生体,在患者发生意外危机时,该系统可以实时提醒医生。

(二)数字孪生技术在国内医疗健康领域的应用

我国大力发展"互联网＋智慧医疗""智慧养老"等项目,以及以数字技术改进和创新医疗卫生服务模式和管理体系,从而解决好社会发展中老年疾病的医疗、照顾、康复等问题,促进实现健康老龄化。例如,互联网医疗以互联网为载体,将信息技术作为技术手段并与传统医疗健康服务进行深度融合,从而形成新型的医疗健康服务模式,这其中就包括在线诊疗、健康咨询、疾病管理等模式。智慧医疗的核心就是医疗云数据,它是基于物联网和数据传输交换技术而形成的,是将电子病历、电子健康档案、医疗物联网进行结合,从而提升医疗卫生服务水平和构建智能化的医疗体系。华为技术有限公司研究开发的远程医疗系统就是依托现代的通信技术和信息技术,通过构建网络化的平台,将不同层级和不同地区的医疗机构和患者进行联通,使他们能够进行跨地域的医学诊疗和学术交流,并通过平台开展远程监护、远程会诊、远程手术指导以及双向会诊等治疗。该平台还能够对接基层的医疗和优质的医疗资源,克服求医问诊时因时间和空间所造成的障碍,有效缓解群众的就医问诊压力。上海市开展"便捷就医服务"数字化转型,其核心就是打造出数字孪生和智能进化的智慧的未来医院,它将新技术共性平台、建设智慧医疗单元、发展智慧化融合作为基础应用,从而建立出具有全面感知、智能进化、泛化连接、数字孪生功能的智慧医疗中心和智慧医学技术创新中心,创新了未来智慧医院的新模式。

为患者建立数字孪生体,不仅可以为患者解决许多常见的疾病,还可以为老年慢性病等提供具有实时反馈的数字孪生模型,为患者后续的治疗提供帮助,同时也能为健康管理系统、分级诊疗系统的建立打下基础。比较国内外研究可发现,国外注重于从个体的健康入手,以此来解决某一类特定群体的健康问题;而国内则更侧重于对分级诊疗进行建设,将更多的重心放在智慧养老、智慧健康和互联网医疗等领域。

(柳培忠)

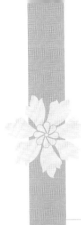

参考文献

[1]倪俊瑜.下肢康复训练机器人[J].中国伤残医学,2011,19(1):127-128.

[2]尹军,刘相花,唐海英,等.手术机器人的研究进展及其在临床中的应用[J].医疗卫生装备,2017,38(11):97-100.

[3]李华军,刘士敏,张宇辉,等.防疫用检测机器人的构思及研制[J].医疗卫生装备,2010,31(9):71-72.

[4]鲁通,梁萍,程志刚.导航及机器人辅助系统三维空间信息对超声引导肝肿瘤经皮热消融治疗的作用:临床应用的准确性与可行性[J].中国组织工程研究与临床康复,2010,14(4):625-628.

[5]沈惠平,马小蒙,孟庆梅,等.仿生机器人研究进展及仿生机构研究[J].常州大学学报(自然科学版),2015,27(1):1-10.

[6]邹卫娟,吴建荣,郑元义.磁调控微/纳米机器人的理化性质及其医学应用现状和进展[J].重庆医科大学学报,2021,46(9):1039-1045.

[7]MARTEL S, FELFOUL O, MATHIEU J B, et al. MRI-based medical nanorobotic platform for the control of magnetic nanoparticles and flagellated bacteria for target interventions in human capillaries[J]. Int J Rob Res, 2009, 28(9): 1169-1182.

[8]LI A, LI H Z, LI Z, et al. Programmable droplet manipulation by a magnetic-actuated robot[J]. Sci Adv, 2020, 6(7): 5808.

[9]ROY H S, ZUO G Q, LUO Z C, et al. Direct and doppler angle-indepen-dent measurement of blood flow velocity in small-diameter vessels using ultrasound microbubbles[J]. Clin Imaging, 2012, 36(5): 577-583.

[10]ZHENG Y, KRUPKA T, WU H, et al. Direct measurement of bloodflow velocity in small diameter vessels using contrast-enhanced ultrasound[J]. Ultras Med Biol, 2009, 35(8S): S16.

[11]DENNING N L, KALLIS M P, PRINCE J M. Pediatric robotic surgery[J]. Surg Clin North Am, 2020, 100(2): 431-443.

[12]SCHL ÖNDORFF G, MÖSGES R, MEYEREBRECHT D, et al. CAS(computer assisted surgery). A new procedure in head and neck surgery[J]. HNO, 1989, 37(5): 187-190.

[13]AZARMEHR I, STOKBRO K, BELL R B, et al. Surgical navigation: a systematic review of indications, treatments, and outcomes in oral and maxillofacial surgery[J]. J Oral Maxillofac Surg, 2017, 75(9): 1987-2005.

[14]刘丰,韩京龙,齐骥,等.智能可穿戴设备的研究和应用进展[J].分析化学,2021,49(2):159-171.

[15]IQBAL S, MAHGOUB I, DU E, et al. Advances in healthcare wearable devices[J]. Npj Flex

Electron, 2021, 5(1)：9.

[16]钱鑫,苏萌,李风煜,等.柔性可穿戴电子传感器研究进展[J].化学学报,2016, 74(7)：565-575.

[17]葛均波.未来已来:人工智能的医学应用[J].生命科学,2022, 34(8)：907-908.

[18]成磊,段明霞,毛孝容,等.癌症患儿症状管理中数字健康技术应用效果的系统评价[J].国际护理科学(英文),2021, 8(1)：22-29.

[19]寿文卉,王义,王博,等.可穿戴及便携式设备在健康医疗领域的应用分析[J].互联网天地,2015, 23(8)：26-27.

[20]杨永生,李建华.医疗领域中的可穿戴式设备[J].电子技术与软件工程,2020(17)：100-101.

[21]DAI B Y, GAO C C, XIE Y N. Flexible wearable devices for intelligent health monitoring[J]. VIEW, 2022, 3(5)：1-8.

[22]孔鸣,何前锋,李兰娟.人工智能辅助诊疗发展现状与战略研究[J].中国工程科学,2018, 20(2)：86-91.

[23]WANG C H, CHEN X Y, WANG L, et al. Bioadhesive ultrasound for long-term continuous imaging of diverse organs[J]. Science, 2022, 377(6605)：517-523.

[24]陈孝平.智能医学[M].北京:人民卫生出版社,2020.

[25]苏炳添,李健良,徐慧华,等.科学训练辅助:柔性可穿戴传感器运动监测应用[J].中国科学:信息科学,2022, 52(1)：54-74.

[26]李天魁.围产期胎儿实时监测及孕妇保健可穿戴设备设计研究[D].成都:西南交通大学,2017.

[27]胡可慧,陈校云,张曙欣,等.可穿戴设备在发达国家康复医学中的研究与应用[J].中国数字医学,2018, 13(8)：56-59.

[28]YASSER, ZHEN N B. A soft-electronic sensor network tracks neuromotor development in infants[J]. Proc Natl Acad Sci USA, 2021, 118(46):e2116943118.

[29]单新颖,张腾宇,张晓玉.可穿戴技术在康复辅具领域的应用研究[J].中国康复医学杂志,2016, 31(10)：1149-1151.

[30]罗雨鹭,陈曦.可穿戴式设备在帕金森病中的应用及进展[J].中国康复医学杂志,2022, 37(8)：1142-1146.

[31]胡思琴,何文芳,陈远彬,等.国外远程康复研究热点及前沿的可视化分析[J].中国康复医学杂志,2021, 36(11)：1472-1479.

[32]姜和倩.心流视角下的远程康复平台体验设计研究[D].无锡:江南大学,2021.

[33]徐晓慧,李晖,王彬,等.可穿戴式持续葡萄糖监测设备的研究现状[J].中国医学物理学杂志,2020, 37(4)：473-479.

[34]陶帅,吕泽平,谢海群.可穿戴步态辅助技术在康复养老领域中的应用[J].科技导报,2019, 37(22)：19-25.

[35]罗华杰,罗章源,金勋,等.穿戴式自动体外除颤仪[J].中国医疗器械杂志,2015, 39(6)：391-394.

[36]顾菊康.可穿戴式心脏除颤器与远程心电监护的联合应用[J].实用心电学杂志,2021, 30(3)：185-189.

[37]吴肇贵,向晋涛,黄从新.穿戴式心脏转复除颤器预防心脏性猝死临床应用概况[J].中国心脏起搏与心电生理杂志,2017, 31(1)：55-57.

[38]OUBRE B, DANEAULT J F, BOYER K, et al. A simple low-cost wearable sensor for long-term ambulatory monitoring of knee joint kinematics[J]. IEEE Trans Biomed Eng, 2020, 67(12):3483-

3490.

[39]LUO J Z, LI Y S, HE M, et al. Rehabilitation of Total Knee Arthroplasty by Integrating Conjoint Isometric Myodynamia and Real-Time Rotation Sensing System[J]. Adv Sci (Weinh), 2022, 9(8): e2105219.

[40]杨朝晖,王心,徐香兰.医疗健康大数据分类及问题探讨[J].卫生经济研究,2019,36(3):29-31.

[41]关健.医学科学数据共享与使用的伦理要求和管理规范(九)医学科学大数据及其属性[J].中国医学伦理学,2020,33(12):1427-1432.

[42]戴明锋,孟群.医疗健康大数据挖掘和分析面临的机遇与挑战[J].中国卫生信息管理杂志,2017,14(2):126-130.

[43]刘宁,陈敏.医疗健康大数据应用主题及相关数据来源研究[J].中国数字医学,2016,11(8):6-9.

[44]USAMA F, GREGORY P S, PADHRAIC S. The KDD process for extracting useful knowledge from volumes of data[J]. Commun ACM, 1996, 39(11): 27-34.

[45]汪敏.基于数据挖掘技术的糖尿病并发症研究与预测[D].青岛:青岛科技大学,2022.

[46]谌秋香.基于数据挖掘技术的医疗大数据分析方法[J].当代护士(下旬刊),2020,27(5):184-186.

[47]郑娟,许建强.数据挖掘技术及其在医疗质量管理中的应用[J].医学信息学杂志,2018,39(3):70-73.

[48]陈金宏.老年保健人群缺血性心脑血管病预警模型研究[D].重庆:第三军医大学,2010.

[49]赵京霞,钱育蓉,南方哲,等.CNN多层特征融合与ELM的乳腺疾病诊断方法[J].计算机工程与应用,2020,56(4):122-127.

[50]PUB M H, BOWYER K, KOPANS D, et al. The digital database for screening mammography[C]// Proceedings of the Third International Workshop on Digital Mammography, Chicago, IL, USA, 1996: 9-12.

[51]BALL J E, BRUCE L M. Digital mammographic computer aided diagnosis (CAD) using adaptive level set segmentation[C]// International Conference of the IEEE Engineering in Medicine and Biology Society. IEEE, 2007: 4973-4978.

[52]罗灿飞.数据挖掘算法在宫颈癌预防与辅助诊断中的应用研究[D].景德镇:景德镇陶瓷大学,2022.

[53]高景宏,李明原,王琳,等.健康医疗大数据在精准医疗领域的应用与挑战[J].医学信息学杂志,2022,43(5):15-20.

[54]黄芳,杨红飞,朱迅.人工智能在新药发现中的应用进展[J].药学进展,2021,45(7):502-511.

[55]李瑾.基于机器学习技术的药物虚拟筛选方法研究[D].重庆:西南大学,2020.

[56]刘润哲,宋俊科,刘艾林,等.人工智能在基于配体和受体结构的药物筛选中的应用进展[J].药学学报,2021,56(8):2136-2145.

[57]周玥,张心苑,毛雪石.机器学习在创新药物研发中的应用进展[J].医学信息学杂志,2020,41(8):25-29.

[58]ROHAN G, DEVESH S, MEHAR S, et. al. Artificial intelligence to deep learning: machine intelligence approach for drug discovery[J]. Mol Divers, 2021, 25(3): 1315-1360.

[59]KIT-KAY M, MADHU K B, MALLIKARJUNA R P. Success stories of AI in drug discovery - where do things stand?[J]. Expert Opin Drug Discov, 2022, 17(1): 79-92.

[60] PETRA S, WALTERS W P, ALLEYN T P, et al. Rethinking drug design in the artificial intelligence era[J]. Nat Rev Drug Discov, 2020, 19(5): 353-364.

[61] HESSLER G, BARINGHAUS K H. Artificial intelligence in drug design[J]. Molecules, 2018, 23(10): 2520.

[62] 梁礼, 邓成龙, 张艳敏, 等.人工智能在药物发现中的应用与挑战[J]药学进展, 2020, 44(1): 18-27.

[63] 张志豪, 周吟玦, 姜慧君, 等.人工智能药物发现研究体系的构建及实践[J]中国新药杂志, 2022, 31(13): 1294-1303.

[64] 蒋程序."互联网＋医疗"大背景下厦门市慢病管理的模式研究[D].福州:福建中医药大学, 2018.

[65] 龙坤, 程柏华, 刘世旋.人工智能在抗击新冠肺炎疫情的应用与启示[J].信息安全与通信保密, 2020(12): 16-24.

[66] 丁蕾, 潘梅竹, 牟为, 等.人工智能在个体健康管理和群体疾病监测中的应用进展[J].同济大学学报(医学版), 2022, 43(2): 272-277.

[67] 郭清. 5G＋"三早"健康管理系统的构建及应用前景探析[J]. 2021, 41(4): 361-364, 386.

[68] 蒋桔红, 朱仲鑫.医疗健康大数据在我国基本公共卫生服务慢病管理中的应用[J]. 中医药管理杂志, 2022, 30(14): 211-213.

[69] 黄贵民, 张彤.大数据对儿童健康管理的影响[J].中国妇幼保健, 2021, 36(6): 1453-1456.

[70] 闫冠韫, 陈洪恩, 李舜, 等. 大数据视阈下糖尿病患者管理模式探析[J].中国全科医学, 2018, 21(9): 1066-1069, 1084.

[71] 王陇德, 健康管理师国家职业资格三级[M]. 2版.北京:人民卫生出版社, 2019: 282-287.

[72] 娄阁.社区慢性病健康管理 app 需求分析及应用模式研究[D].北京:中国疾病预防控制中心, 2021.

[73] 贾斌, 张阳, 花嵘, 等.基于区块链的快速智能决策与协同防控机制研究:以突发性大规模疫情为例[J]. 山东科技大学学报(社会科学版), 2020, 22(5): 23-31.